桂派名老中医·学术卷

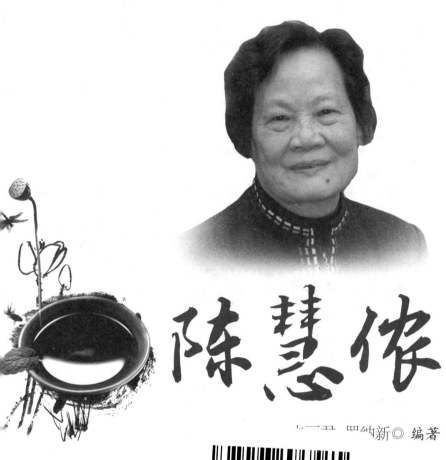

陈慧侬

王三虎 罗纳新◎编著

中国中医药出版社

·北 京·

图书在版编目（CIP）数据

桂派名老中医 . 学术卷 . 陈慧侬 / 韦丽君，罗纳新编著 . —北京：
中国中医药出版社，2021.12
ISBN 978 - 7 - 5132 - 6764 - 9

Ⅰ . ①桂… Ⅱ . ①韦… ②罗… Ⅲ . ①中医临床—经验—中国—
现代 Ⅳ . ① R2

中国版本图书馆 CIP 数据核字（2021）第 035566 号

融合出版数字化资源服务说明
本书为融合出版物，其增值数字化资源在"医开讲"平台发布。

资源访问说明
扫描右方二维码下载"医开讲 APP"或到"医开讲网站"
（网址：www.e-lesson.cn）注册登录，输入封底"序列号"
进行账号绑定后即可访问相关数字化资源（注意：序列号只
可绑定一个账号，为避免不必要的损失，请您刮开序列号立
即进行账号绑定激活）。

中国中医药出版社出版
北京经济技术开发区科创十三街 31 号院二区 8 号楼
邮政编码　100176
传真　010-64405721
保定市西城胶印有限公司印刷
各地新华书店经销

开本 880×1230　1/32　印张 8　字数 156 千字
2021 年 12 月第 1 版　2021 年 12 月第 1 次印刷
书号　ISBN 978 - 7 - 5132 - 6764 - 9

定价　39.00 元
网址　www.cptcm.com

服 务 热 线　010-64405510　微信服务号　**zgzyycbs**
购 书 热 线　010-89535836　微商城网址　**https://kdt.im/LIdUGr**
维 权 打 假　010-64405753　天猫旗舰店网址　**https://zgzyycbs.tmall.com**

如有印装质量问题请与本社出版部联系（010-64405510）

《桂派名老中医·学术卷》丛书编委会

"广西老中医药民族医药专家宣传工程"
工作委员会

总顾问　李　康

顾　问　李国坚　王　勇　尤剑鹏　梁　远　苏　力
　　　　许亚南

主　任　甘　霖

副主任　朱　华　庞　军

委　员　王　宇　彭跃钢　耿文奎　黎甲文　吕　琳
　　　　吴胜华　项光谋　戴　铭　林　辰　黄贵华
　　　　李敏智　梁　健　周元明　韦浩明　杨嘉珍
　　　　黄　科　陆安权　梁启成　李　方

秘　书　吕　琳　唐红珍　姚　春　唐乾利　刘　畅
　　　　潘　霜　周晓露

李 序

　　广西是我国中医人才辈出、中药资源丰富的省份之一。系统挖掘整理广西地区国家级名老中医经验，是中医药薪火相传、创新发展的源泉，培养后继人才的重要途径，也是中医药教育有广泛现实意义的一项重要工作。

　　《桂派名老中医·学术卷》是我区自新中国成立以来较为系统的一套汇集所有国家级名老中医学术经验的专辑。这些老一代中医工作者弘扬国医，自信自强，大医精诚，堪为榜样。书中汇集了以"国医大师"班秀文为代表的一批医术精湛、德高望重的名医名家的学术思想与经验，从学术思想、临床经验、医德医风与治学等方面介绍了他们所取得的学术成就，从不同角度反映了他们成长的历程，展现了其对所擅长疾病的真知灼见与临证心得体会。精辟的见解，给人以启迪，足资效法，堪为轨范。本套丛书的出版，有助于激励中医药后继者深入研究和精通中医药学，有助于当代名中医的成长，有利于继承和发扬中医药的特色优势，弘扬广西地方名医学术思想，进一步提高广西中医药地位。我们应当继续深入做好对广西中医药、广西民族医药的发掘和整理提高工作，保存和发扬中医药特色与优势，推动传承与创新，弘扬中医药文化，加强中医药人才队伍的建设，加强中医药科学研究，加快名老中医的经验、学术、技能、文献等抢救工作的步伐，推进中医药理论和实践创新，为促进中医药、民族医药事业作出新的更大的贡献。

广西壮族自治区副主席　李康

2010 年 12 月

王 序

　　中医药是中华民族的瑰宝，在我国各族人民长期的生产生活实践和与疾病做斗争中逐步形成并不断丰富发展，为中华民族的繁衍昌盛作出了重要贡献，作为中国特色医药卫生体系的重要组成部分，至今仍在维护人民健康中发挥着独特作用。中医药天地一体、天人合一、天地人和、和而不同的思想基础，整体观、系统论、辨证论治的指导原则，以人为本、大医精诚的核心价值，不仅贯穿于中医药对生命、健康和疾病的认知理论与防病治病、养生康复的临床实践，而且深刻地体现了中华民族的认知方式、价值取向和审美情趣，具有超前性和先进性。随着健康观念变化和医学模式转变，中医药越来越显示出其宝贵价值、独特优势和旺盛的生命力。

　　广西地处岭南，中医药、民族医药资源丰富。历史上，无数医家博极医源，精勤不倦，为中医药和民族医药发展作出了积极贡献。广西广大中医药和民族医药工作者认真继承，加快创新，涌现出一批治学严谨、医德高尚、医术精湛的全国名老中医。为了展示他们的风采，激励后学，广西壮族自治区卫生厅组织编写了《桂派名老中医》丛书，对"国医大师"班秀文等28位全国名老中医做了全面介绍。传记卷记录了名医的成长历程、诊疗实践和医德医风，学术卷展示了他们的学术思想和临证经验。这套丛书的出版，不仅有利于读者学习"桂派名老中医"独到的医技医术和良好的医德医风，也将为促进广西中医药和民族医药的传承创新起到重要作用。

随着党和国家更加重视中医药，广大人民群众更加信赖中医药，国际社会更加关注中医药，中医药事业迎来了良好的发展战略机遇期。衷心希望广大中医药和民族医药工作者抓住机遇，以名老中医为榜样，坚持读经典，跟名师，多临床，有悟性，弘扬大医精诚的医德医风，不断成长进步，为我国中医药事业发展作出新的更大的贡献。

中华人民共和国卫生部副部长
国家中医药管理局局长

2011 年 1 月

前　言

　　中医药、民族医药是我国各族人民在几千年生产生活实践和与疾病做斗争中逐步形成并不断丰富发展的医学科学，为中华民族的繁衍昌盛作出了重要贡献，对世界文明进步产生了积极影响。新中国成立特别是改革开放以来，党中央、国务院高度重视中医药工作，中医药事业取得了显著成就。

　　广西地处祖国南疆，是全国唯一同时沿海、沿边、沿江的省区，是西南地区最便捷的出海大通道。广西中草药资源丰富，中草药品种居全国第二位。广西是壮、汉、瑶、苗、侗、仫佬、毛南、回、京、彝、水、仡佬12个民族的世居地，其中壮族是我国人口最多的少数民族。在壮、汉等各民族文化的滋养下，广西独特的区位优势和丰富的药材资源，孕育了"桂派中医"这一独特的中医流派，在全国中医行业独树一帜，在东南亚地区也具有广泛影响。

　　近年来，在自治区党委、政府的正确领导下，广西中医药、广西民族医药事业蓬勃发展，百家争鸣，百花齐放，名医辈出，涌现了以"国医大师"班秀文为代表的一大批"桂派中医"名家，他们数十年如一日地奋斗在临床、科研、教学一线，以高尚的医德、精湛的医术赢得了广大人民群众的赞誉。"桂派名老中医"是"桂派中医"的代表人物，在长期的医疗实践中，他们逐渐摸索总结出具有广西特色的一整套方法和经验，为广西中医药、民族医药发展作出了独特的贡献。

为弘扬"桂派名老中医"全心全意为人民群众服务的奉献精神，大力营造名医辈出的良好氛围，调动广大中医药、民族医药工作者的积极性，在广西壮族自治区人民政府和国家中医药管理局的大力支持下，广西实施了"国医大师"班秀文等老中医药、民族医药专家宣传工程，《桂派名老中医》丛书就是该工程的成果之一。丛书分为学术卷和传记卷。学术卷在发掘、整理"桂派名老中医"学术思想和临床经验的基础上，筛选出第一批名老专家，将他们数十年的临床体会和经典医案进行系统梳理提炼，旨在全面总结他们的医学成就，为繁荣中医药学术、促进中医药事业发展作出贡献；传记卷由专业作家撰写，主要记录"桂派名老中医"的人生经历和成才轨迹，弘扬他们大医精诚的精神，希望能借此探索中医名家的成长成才规律，为在新形势下构建中医药人才的培养体系提供借鉴。

由于时间紧迫，书中错漏在所难免，恳请读者批评指正。

广西壮族自治区卫生厅
广西壮族自治区中医药管理局
2010 年 12 月

内容提要

　　本书是《桂派名老中医·学术卷》的一个分册，全面、系统地介绍了全国名中医陈慧侬教授临床、教学、科研近五十年的诊疗经验和学术精华。

　　本书分为医家小传、学术思想、专病论治、壮药运用经验及年谱5个部分。医家小传简要介绍了陈慧侬教授的求学及工作历程；学术思想论述了陈慧侬教授近五十年的临证精粹；专病论治本着以病统论，以论统话，以话统案的宗旨，详细介绍了陈慧侬教授治疗妇产科常见病及疑难杂病的经验；壮药运用经验收集了陈慧侬教授用壮药治疗妇科病的验案；年谱详细介绍了陈慧侬教授的经历及成就。本书理论建树极高、临床见解独特，对临床的指导性强，对女性疾病的预防和治疗有深远的影响。

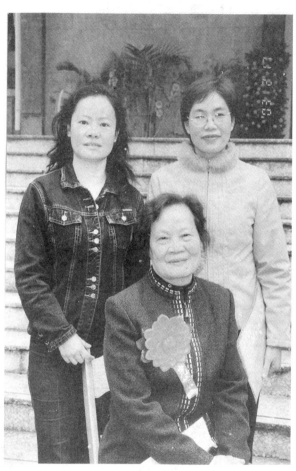

陈慧侬教授与其学术继承人韦丽君、罗纳新

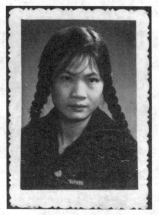

年轻时代的陈慧侬教授

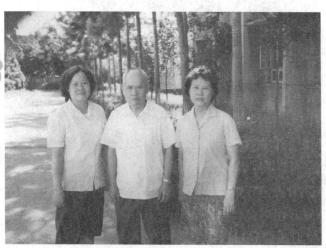

陈慧侬教授（左）与国医大师班秀文教授及同事

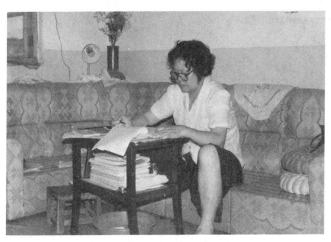

陈慧侬教授在家中备课

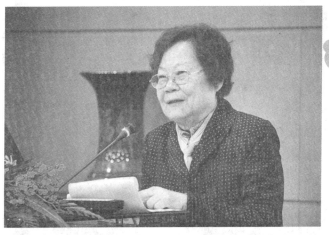

陈慧侬教授在广西壮族自治区中医妇科学术研讨会上做专题讲座

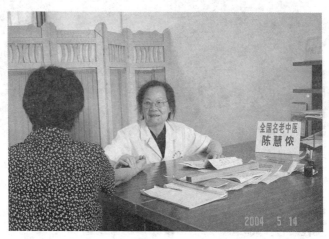

陈慧侬教授为患者诊治疾病

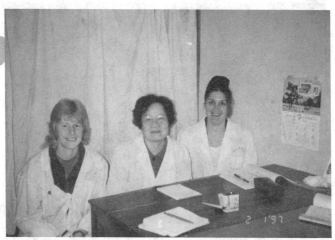

陈慧侬教授与留学生

目　录

陈慧侬

1

医家小传

陈慧侬，广东省南海市（现佛山市南海区）人，中国共产党员，广西中医药大学教授，硕士研究生导师，首批全国名中医，第三批全国老中医药专家学术经验继承工作指导老师，早年曾师从国医大师班秀文教授，深得其学术精髓，为班秀文教授的得意门生之一。如今，陈慧侬教授已享誉中医妇科界，在邕城南宁更有"送子观音"的美称。

1940年2月8日，陈慧侬教授出生于广东省一个普通的工人家庭，1963年毕业于广西中医学院（现广西中医药大学），毕业留校后一直从事教学、科研及临床工作。陈慧侬教授现在虽年事已高，并已办理退休手续，但仍然工作在临床一线。

陈慧侬教授1970年于南宁市第一医院进修西医妇产科，1978年参加国家中医药管理局举办的首次中医妇科师资提高班学习。1989年赴新加坡讲学，并曾多次为多个国家和港澳地区的学生上课及临床带教，受到好评。陈慧侬教授2002年获国家卫生部（现国家卫生健康委员会）、劳动人事部等授予全国老中医药专家学术经验继承工作指导老师称号，2011年获广西壮族自治区劳动厅、卫生厅授予"桂派中医大师"荣誉称号，2017年荣获首届"全国名中医"称号。陈慧侬教授曾任广西中医学院常务理事、中华中医药学会妇科分会中南五省区中医妇科委员会组长及广西中医药学会妇科分会主任委员，为学术交流做出诸多贡献，目前仍为学会顾问委员。

陈慧侬教授长期从事教学、医疗和科研工作，重视中医妇科人才的培养，先后培养学术继承人两名，指导研究

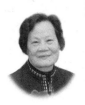

生及传统中医班学生数十人。陈慧侬教授在临床中重视对中医妇科疑难疾病的研究，并在长期的临床实践中，对于妇产科疑难疾病的中医治疗积累了丰富、独特的经验，取得较佳疗效，尤其在治疗不孕症方面疗效显著。

陈慧侬教授曾出版专著 4 本，参与编写专业教材数部，撰写专业论文 30 余篇，这些论文分别在专业学术会议和各级期刊上发表。陈慧侬教授曾主持和参加多项省级科研课题，其中在葡萄胎病因研究中发现在体细胞 G 显带染色体中有一种与对照组不同的异常细胞嵌合体现象，提出"嵌合体"的概念，并试图利用中药改变嵌合体现象，后撰写3 篇相关学术论文参加国际性专业会议并获奖。

学术思想

崇尚经典

1.《黄帝内经》

陈慧侬教授认为，经典对一名中医师来说是必读之物，中医妇科医师也不例外。经典中的每一句话，甚至每一个字，都内涵丰富且意义深远。初学者对其往往难以理解，但经历了多年临床工作之后再读经典，就会豁然开朗，觉得经典是须臾不能离的。我国古代医学经典《黄帝内经》（简称《内经》）论及与妇科有关的内容达30条，涉及女性解剖、生理、组织、胚胎、病理、疾病、治法、方药等各方面。《内经》这30条经典条文对后世妇科学的发展具有深远影响。

《素问·上古天真论》中说："女子七岁，肾气盛，齿更发长。二七而天癸至，任脉通，太冲脉盛，月事以时下，故有子。三七，肾气平均，故真牙生而长极……七七，任脉虚，太冲脉衰少，天癸竭，地道不通，故形坏而无子也。"这段内容揭示了肾气在女子的一生中起着重要作用，它主宰着女子一生中生长、发育、生殖和衰老的全过程。只有肾气盛，天癸至，月经才能依时来潮，妇女才有生育能力；若肾气虚，天癸绝，冲任二脉不通，月经就会绝止，妇女也就失去了生育能力。因此，对于月经不调、不孕症等病的治疗，陈慧侬教授常从肾着手。

又如，《素问·五脏别论》将女子胞称为"奇恒之府"，

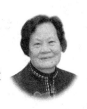

为什么呢？那是因为形态上它亦脏亦腑、非脏非腑，功能上它能藏能泻、定期藏泻。女子胞壁厚中空，似脏又似腑，但其功能以"藏"为主，而月经的出现却是女子胞"泻"的表现。行经后子宫内膜增厚，目的是为妊娠做准备，为受精卵着床而设，这个时期女子胞需要约一个阴历月（28天）维持"藏"的功能。女子胞如若妊娠了，则开始10个阴历月（280天）的藏而不能泻的生理功能。虽然分娩、行经是女子胞"泻"的表现，但毕竟是短时间的，是为第二次更好地"藏"（内膜增厚，宫内妊娠育胎儿）而做准备的。所以，女子胞虽然是"腑"，但"藏"是女子胞的主要生理功能。陈慧侬教授根据《内经》的这一理论来指导临床治疗，在她所开的处方中，其用药思维大多重于脏、重于藏，如调经种子方、加减温经汤等，组方药物大多数以入脏为主，功能多偏补、固涩、助藏，而忌泻的药。陈慧侬教授还用这一藏泻理论指导治疗不孕不育。例如子宫内膜过薄、月经量少导致的不孕，中医认为这是子宫"藏"的功能不足，故选药时用入脏、补涩之品，如益肺气之参芪，入脾胃的白术、石斛、沙参，入肝肾之阿胶、龟板、菟丝子、枸杞子、覆盆子、紫河车等，尤其善用血肉有情之品。又如促黄体生成素（LH）、孕酮（P）不足，以行经期长为表现之不孕或试管婴儿失败，中医的认识是女子胞的藏之不足、泻之有余，违反了女子胞以藏为主的生理功能，故治疗时以温阳固冲为治，陈慧侬教授常用右归丸加味治疗而收功。

再如《灵枢经·五音五味》说："今妇人之生，有余于

7

气，不足于血，以其数脱血也。"由于月经每月应时而泄，受孕怀子时血聚养胎，分娩的气推血濡，产后的乳汁化生，这些都极其耗血，故而妇女血常不足。所谓"有余于气"，乃与"不足于血"相对而言，并非气真正有余。气血互生互化，血亏日久必致气虚。陈慧侬教授常以妇女"血常不足"的特点来指导临床，认为妇女自青春期以后，机体始终处于阴血不足的状态，随着年龄的增长，阴血的不足变得日益明显，成为日后各种妇科疾病的内在原因，尤其是对于围绝经期综合征。因此，陈慧侬教授在临床中处处重视阴血的养蓄，而养血调血的四物汤方就成为陈慧侬教授治疗妇科病的基本治法和常用方剂。

2.《伤寒论》

陈慧侬教授认为，对后世中医妇科发展有较大影响的经典著作还有《伤寒论》。如《伤寒论》第303条云："少阴病，得之二三日以上，心中烦，不得眠，黄连阿胶汤主之。"此乃少阴寒邪化热，血液受伤之候，黄连阿胶汤适用于阴虚火旺、心肾不交之心烦失眠症。心烦与心、肾有密切的关系，肾属水、心属火，肾水不足而心火有余，则水不升，火不降，心肾不交，故不得卧；又肾水不足，不能制其心，故心烦。此必得滋其肾阴、制其心火才是正治，故用黄连阿胶汤以养阴清热、交通心肾。方中黄芩、黄连泻心火之有余，芍药、阿胶补营阴之不足，鸡子黄则滋阴清热两相兼顾。因本方能育阴制阳，使心肾相交、升降协调，故能治多种失眠症，陈慧侬教授临床中也常用此方加减治疗围绝经期综合征失眠者。

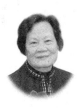

又如《伤寒论》第318条云："少阴病，四逆，其人或咳，或悸，或小便不利，或腹中痛，或泄利下重者，四逆散主之。"四逆散由柴胡、枳实、白芍、炙甘草四药组成，方中柴胡为君，疏肝解郁，透达阳气；白芍为臣，敛阴养血，柔肝养肝；枳实为佐，理气散结，以利脾胃；甘草为使，味甘，炙用则性微温，补益脾胃及调和诸药。柴胡、枳实相伍，一升一降，解郁开结，透达阳气；柴胡、白芍相配，一散一敛，疏肝不伤阴，且有相反相成之效；白芍、甘草酸甘化阴，柔肝而缓急。四药合用，既有调理肝脾之效，又具调和气血之功。陈慧侬教授在临床中，常将四逆散加减，既可用于治疗月经不调、经行乳房胀痛，也可用于治疗围绝经期综合征、盆腔炎等疾病。

3.《金匮要略》

陈慧侬教授认为，《金匮要略》对中医妇科学的发展有着更为深远的影响，不仅其中的《妇人妊娠病脉证并治》《妇人产后病脉证治》和《妇人杂病脉证并治》三篇对后世妇科学有巨大的促进作用，其他篇章的内容也适用于中医妇科。如《金匮要略·血痹虚劳病脉证并治》中说："虚劳里急，诸不足，黄芪建中汤主之。"黄芪建中汤由桂枝、白芍、生姜、红枣、甘草、饴糖、黄芪组成，即小建中汤加黄芪而成。方中桂枝通阳，芍药收阴，一阴一阳，和调营卫；甘草、饴糖一阴一阳，补和营卫；生姜、红枣一阴一阳，宣通营卫。诸药相合，使营卫冲和，灌溉脏腑，而脏腑受济则诸虚恢复也。《本草求真》说："（黄芪）入肺补气，入表实卫，为补气诸药之最，是以有耆之称……然与人参

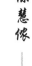

比较，则参气味甘平，阳兼有阴；芪则秉性纯阳，而阴气绝少。"可知黄芪入脾、肺经，为纯阳之品，善补阳气。脾气虚弱，精微乏源，阳无以生，阴无以长，阴阳并虚之"诸不足"者，皆可用此方建中益气。陈慧侬教授在临床常用黄芪建中汤加减治疗慢性盆腔疼痛综合征，甚至用本方加减治疗脾肾阳虚型胎漏、胎动不安者。

又如《金匮要略·呕吐哕下利病脉证治》中说："诸呕吐，谷不得下者，小半夏汤主之。"小半夏汤仅由半夏、生姜两味药组成，方中半夏有较强的祛痰降逆作用，生姜温胃涤饮、降逆止呕，不仅增强了半夏的祛痰降逆之功，又能制半夏之毒。本方配伍完善，是一个结构简单又有效的古方。本方药虽少，却是"呕家圣剂"，古代许多方书中，凡治呕吐，多以小半夏汤为主方，以半夏、生姜为止呕要药。陈慧侬教授在临床中也常用小半夏汤加减治疗伴有呕吐症状的妇科疾病，如用小半夏汤合香砂六君子丸加减治疗脾胃虚弱型妊娠恶阻。对于脾胃虚寒者，陈慧侬教授常把小半夏汤方中的生姜改为干姜，加强其温中散寒之力，临床每每收到良好的效果。

治疗重视肾、肝、脾，特别重视肾

陈慧侬教授对中医学理论的研究造诣颇深，她在治疗

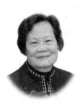

妇科疾病时注重调理肾、肝、脾三脏，尤其重视补肾，其学术观点主要源于《内经》《金匮要略》《傅青主女科》《景岳全书·妇人规》，并受国医大师班秀文教授"五脏并重，肝脾肾为宗"的学术思想影响。妇女病无外乎经、带、胎、产、杂病，而经、孕、产、乳均以血为基础。血来源于五脏，其中脾主统血，为气血化生之源；肝为藏血之脏，主疏泄，能调节血量，调节血流；肾主藏精，精化气，精生血。肾、肝、脾三脏共同为经、孕、产、乳提供物质基础，其中尤以肾在女性的生理中起着重要的作用。正如《素问·上古天真论》云："女子七岁，肾气盛，齿更发长；二七而天癸至，任脉通，太冲脉盛，月事以时下，故有子……七七，任脉虚，太冲脉衰少，天癸竭，地道不通，故形坏而无子也。"即肾为天癸之源、冲任之本。《素问·奇病论》云："胞络者系于肾。"《难经》云："命门者……女子以系胞。"《傅青主女科》云："经水出诸肾。"《景岳全书·妇人规》云："病之肇端，则或由思虑，或由郁怒，或以积劳，或以六淫、饮食，多起于心、肺、肝、脾四脏，及其甚也，则四脏相移，必归脾肾。"又云："调经之要，贵在补脾胃以资血之源，养肾气以安血之室。"这些理论对陈慧侬教授的学术思想影响较大。陈慧侬教授认为，肾、肝、脾三脏的失调是妇产科疾病的本质，而肾在妇女的生理、病理上更具特殊意义，故妇科病的治疗除了健脾养肝疏肝之外，更要注重从肾论治。从她临床常用的方剂大多是从毓麟珠、归肾丸、左归丸、右归丸、大补元煎、二至丸等化裁而来，可见其辨证思路。大量的临床实践也表明，肾在妇科中具有重要地位。

善用血肉有情之品养蓄阴血

妇女有经、带、胎、产、乳的生理特点，李时珍说："女子，阴类也，以血为主。"《灵枢经·五音五味》云："今妇人之生，有余于气，不足于血，以其数脱血也。"说明经、孕、产、乳都是以血为用，极其耗血。因此，妇女自青春期以后，机体始终处于阴血不足的状态，并随着年龄的增长，阴血不足的情况日益明显，成为各种妇科疾病的主要内在因素。因此，陈慧侬教授在治疗妇科疾病时，非常注重阴血的养蓄，特别在治疗不孕症、月经病及围绝经期综合征时更是处处考虑长养阴血。陈慧侬教授在临床中遵行前人"精不足者补之以味"的医训，在药物选择上喜用血肉有情之品补肾填精、滋养阴血。血肉有情之品是与草木无情之品相对而言的，即指人与动物等有情感之物的血与肉。这些有情之品可以补助人的精、气、神三宝，填补人体之下元，达到调整阴阳、补益气血、补益冲任之目的，故临床应用效果较好，常用药有紫河车、龟板胶、鹿角胶、蛤蚧、阿胶等。在陈慧侬教授的医案中，超过60%的处方中有血肉有情之品，有些甚至是两种血肉有情之品同时应用。如在排卵障碍性不孕症的治疗中，就常见到鹿角胶与紫河车同用，还有治疗围绝经期综合征时蛤蚧与龟板同用，疗效非常显著。

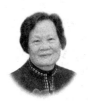

重视湿瘀致病，主张湿瘀同治

　　陈慧侬教授认为，湿邪是妇科疾病的重要致病因素。湿有外湿与内湿之别，外湿多在妇女经期、产后抗病力弱时乘虚而侵，或外受雾露、久居湿地、涉水淋雨感湿发病；内湿由脾失健运，气化失司，水湿停聚而成。湿邪属阴，其性重浊黏滞，影响气血畅行，致血行受阻；湿易伤阳气，致中阳虚弱，摄血运血无权，血滞或血失统摄而成瘀；湿邪易阻遏气机，气郁成瘀；湿邪久郁化热，湿热伤络，络伤出血，留滞成瘀，因而出现因湿致瘀，湿瘀并存的证候。正如清代医家唐容川在《血证论》中所说："夫水火气血，固是对子，然亦相互维系，故水病则累血，血病则累气。"又说："病血者，未尝不病水；病水者，亦未尝不病血也。"

　　冲为血海，任主胞胎，冲任两脉与妇女经妊密切相关，冲任阻滞是妇科疾病的主要病机。如脾虚生湿或湿邪内侵，致湿留肌体，伤阳气而滞血，直接或间接影响冲任血海，使气血运行阻滞，瘀阻不畅，致经孕失常，而产生妇科病证。

　　湿可致瘀，而瘀血一旦形成，气机必阻滞不畅，影响体内水液代谢，而致湿邪加重，形成疾病缠绵难愈的病理基础。《灵枢经·百病始生》云："温气不行，凝血蕴里而不散，津液涩渗，著而不去，而积皆成矣。"

湿瘀并存的证候，必有湿滞及瘀阻的特点。湿瘀蕴阻下焦，犯乎冲任则月经稀发而量少，甚则闭经不孕等；湿瘀伤及任带之脉，带脉失约，则带下量多，色、质、气味异常；湿瘀阻塞不通，经脉不利，而有重、坠、痛等伴随症状，并缠绵不已；湿邪化热，湿热迫血伤络，可表现为月经先期、崩漏或赤带绵绵；湿从寒化，壅阻胞宫，致血寒，气血凝滞而有痛经、子宫寒湿不孕等；湿盛可聚而成痰，痰湿与瘀血并结冲任，致冲任阻滞、胞宫藏泻失常而有妇科血证、痛证及癥瘕包块等。

　　对于因湿致瘀、湿瘀同病，陈慧侬教授主张在行气除湿的同时活血化瘀，湿瘀同治。《内经》的"去宛陈莝"就有利湿化瘀的含义。《万氏妇人科》中的开郁二陈汤主理气化痰除湿，方中就有川芎、莪术等活血化瘀之品，以达湿瘀同治的功效。另外，还可在辨证治疗湿证的基础上，加用活血化瘀药。妇科常用的活血化瘀药有三棱、川芎、当归、丹参、鸡血藤、赤芍、血竭、田七、云南白药、水蛭等。亦可在使用治湿方药时与活血化瘀的方剂同用，如加用失笑散、佛手散、桃红四物汤、膈下逐瘀汤等。这样既有行气祛湿之功，又有活血祛瘀之效，不但可以改善水液代谢，并且通过活血达到解除瘀滞的目的，改善因湿致瘀、瘀又致湿的病理循环，以期早获疗效。

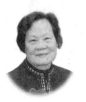

提倡辨证与辨病相结合

在相当长的时期里，辨证论治成为中医诊疗特色的代名词，成为评价中医诊疗的价值标准，证的研究也就成了中医临床发展方向与突破口，而中医辨病的研究处于被忽视的地位。陈慧侬教授在临床中十分重视辨病论治，强调在辨病的基础上进行辨证论治，认为这应该是中医学临床诊疗活动的完整模式和固有特色，辨病与辨证共同构成了完整的中医诊断学概念。她同时强调辨病与辨证应有机结合，应避开西医学病理生理改变的思维模式，而是利用西医学检测手段，拓宽延长诊断视野，在中医理论指导下对疾病整个过程变化的认识做出概括。

在临床上，查阅陈慧侬教授所开方药，许多是建立在辨病论治基础上的妇科常用通治方，然后在通治方的基础上再辨证论治。陈慧侬教授运用的通治方少而精，且简便廉验。药方不在大小，服药后有效果就是好方。事实证明，简便廉验的通治方与辨证论治相结合，是中医学按自身发展规律实现中医现代化的必走之路。中医学本有通治方和辨证论治的特点，历代医学家在重视辨证论治的同时，亦以删繁就简的证治规律去寻求更切合病证的通治方，这对常见病的治疗更具现实意义。考《内经》中四乌鲗骨一芦茹丸治"血枯"，《伤寒杂病论》中乌头汤治历节、黄芪桂枝五物汤治血痹、茵陈五苓散治黄疸、桂枝茯苓丸治妇人

陈慧侬

癥瘕、甘麦大枣汤治脏躁等，均可谓辨病论治之通治方。历代方书中，类似通治方的多不胜举。陈慧侬教授临床中常运用的通治方有很多：蛇床子散常被用来治疗各种阴道炎，生化汤常用于治疗产后、流产后恶露不绝，寿胎丸常用于治疗胎漏、胎动不安、滑胎等。还有其他自拟的通治方，如五桂温经汤治疗子宫内膜异位症，消抗方治疗免疫性不孕，加减温经汤治疗原发性痛经等。

衷中参西

陈慧侬教授既注重传统中医学理论，又不墨守成规；既参以西医学研究成果，又不生搬硬套、中医西化。随着现代科技的发展，疾病的分类越来越细，病种也越来越多。陈慧侬教授认为，当代中医必须衷中参西，将西医学知识融入中医学，把西医学微观检查结果作为中医辨证的重要依据。用药时既清楚每一味药的性味归经、功效主治，又要结合药理学研究，把生化、免疫、微生物、分子生物学、遗传学等引进中医学，从而为传统中医学的现代化发展开辟新的道路。但陈慧侬教授坚决反对中医西化，因为中西方医学的基本理论和对疾病认识角度上存在着明显差异，即中西医诊断是在不同的理论体系指导下形成的。西医学的辨病依据是对解剖分析、体外实验以及对人体疾病和致病因素的研究，而中医学辨病辨证则以阴阳、五行、藏象、经络、气血、津液、正邪等理论为基础，通过望、闻、问、

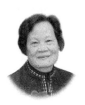

切获得的资料进行分析归纳而做出诊断。若中医师不用中医学理论思维，仅仅是炎症用蒲公英、病毒用板蓝根、癌症用白花蛇舌草，那就失去了中医主体。中医临床必须首先立足于自身对疾病的认知体系，保持中医临床的特色和优势。从西医学中受到启迪而有所借鉴是理所当然的，但绝不等于全部照搬替代，失去自我。

陈慧侬

专病论治

月经病

月经先期

月经先期是临床常见病，此病虽短时间看不出对患者有何影响，但如果不及时治疗，日后可发展为"崩中"或"漏下"，使病情加重，难以治愈，故必须给予重视。月经先期是指月经周期提前7天以上，甚至十余日一行，并连续两个周期以上。

【病因病机】

导致月经先期的病因病机大致可归纳为两类，即血热（实热、虚热）和气虚（脾虚、肾气虚）。热则扰于冲任，血海不宁，迫血妄行；虚则统摄无权，冲任失固。

（一）气虚

1. 脾虚

素体脾虚或忧思过度，或劳倦过度，或饮食失节，饥饱失常，损伤脾胃，以致中气虚弱，统摄无力，冲任不固致月经先期而至。《景岳全书》云："若脉证无火，而经早不及期者，乃心脾气虚，不能固摄而然。"

2. 肾虚

先天禀赋不足，或发育未能充盛，或房劳孕产过频伤肾，或年老肾气日衰，可导致肾气不固，封藏失职，冲任失于约制而致经期提前。《医学心悟·月经不调》说："假如脏腑空虚，经水淋漓不断，频频数见，岂可便断为热。"

（二）血热

1. 实热

素体阳盛，或感受热邪，或过食辛辣助阳之品，或肝郁化火，以致热伏冲任，血海不宁，迫血下行，则经水先期而至。《万氏女科》说："如曾误服辛热暖宫之药，责其冲任伏火也。"又说："如性急躁，多怒多妒者，责其气血俱热，且有郁也。"《校注妇人良方》引王子亨论指出"阳太过则先期而至"。

2. 虚热

素体阴虚，或热病久病，失血伤阴，或房劳多产暗耗阴精，阴虚则生内热，热扰冲任，血海不宁，动血下行，则见月经先期。《傅青主女科》认为："先期而来少者，火热而水不足也。"《血证论·经血》云："血热者，水之不足也，因见行经趱前。"

【治疗方法】

本病表现以月经周期异常为主，治疗当以恢复三旬一潮为目的。根据审因论治的原则，血热的治法有清热泻火、疏肝泄热、养阴清热或凉血调冲，气虚的治法有健脾益气和补益肾气,同时还要调冲止血。本病的病因病机虽有血热、气虚之分,但陈慧侬教授认为,如今滥用抗生素和激素,加上两广气候偏热,人们喜饮凉茶,因热所致者已不多见,主要以脾气虚、肾虚者居多。所以,陈慧侬教授临床治疗多以益气摄血、补肾固冲,甚至温阳止血为法,方药选补中益气丸、归肾丸、加减苁蓉菟丝子丸等加减治疗,常取得满意的疗效。

【典型病例】

病例1:刘某,女,25岁,已婚,2005年11月8日初诊。

主诉:月经紊乱半年。

现病史:患者自诉半年前始无明显诱因出现月经提前而至,每次提前10天左右,量稍多,色淡红,质稀,无块,行经7天干净,经行时伴头晕,体倦乏力,小腹空坠,大便溏薄,纳差,舌质淡,苔薄白,脉沉细无力。既往月经正常,末次月经2005年10月25日。妇科检查:外阴正常,阴道通畅,分泌物量中,色白,宫颈光滑,子宫前位,正常大小,无压痛,双附件区未及包块,无压痛。B超提示:子宫常大,双附件未见异常。

诊断:月经先期(脾虚型)。

治法:益气健脾。

处方:补中益气汤加减。

生党参15g,黄芪30g,柴胡10g,白术15g,陈皮6g,升麻6g,炙甘草5g,当归10g,菟丝子10g,川续断10g,砂仁10g。7剂,日1剂,水煎服。

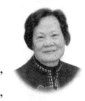

　　2005 年 11 月 15 日二诊：月经尚未来潮，精神尚可，胃纳较前好，舌质仍淡，苔薄白，脉细。继续守前方，7 剂，日 1 剂，水煎服。

　　2005 年 11 月 28 日三诊：患者诉服前方 5 剂后月经来潮，本次月经较前提前 5 天，量仍稍多，经色较前鲜红，仍 7 天干净，行经时头晕体倦等症大为减轻，舌质淡红，苔薄白，脉仍细。嘱继续服前方 7 剂后，改服附子理中丸两个月。

　　3 个月后再见其人，患者谓月经已经正常。

　　按：本案患者月经提前伴头晕、体倦乏力、小腹空坠、大便溏薄、纳差等症状，均为脾虚不能统摄血液及气血生化失常所致。方选补中益气汤正好切中其病机，方中柴胡、黄芪、升麻益气升举，与党参、白术等健脾益气药同用，达到补气摄血的作用；用当归是防柴胡、升麻升散太过；用陈皮以防黄芪、党参补气有而气滞；加菟丝子、川续断以补先天而养后天；加砂仁进一步防柴胡、升麻升举太过，取土能覆火之意。全方升而不散，补而不滞，使脾气健运，生化有常，气能摄血，故月经能恢复正常。

　　病例 2：陈某，女，28 岁，已婚，2004 年 6 月 10 日初诊。

　　主诉：月经紊乱 4 个月。

　　现病史：患者自诉 4 个月前人工流产后月经即不正常，常一月两潮，量不多，5 天干净，经色暗淡，质稀薄，无血块，行经时自觉腰酸膝软，平时头晕耳鸣，精神不振，夜尿频多，小便清长，纳呆，便溏。既往月经正常，末次月经 2004 年 5 月 20 日。现月经已来潮，较前次提前 11 天，今为月经第 2 天，量不多，前症仍在，舌质淡，苔薄白，脉滑，尺脉沉。B 超提示：子宫大小正常，双附件未见异常。

诊断：月经先期（脾肾两虚型）。

治法：补肾健脾，固冲调经。

处方：固阴煎加减。

菟丝子 12g，熟地黄 12g，山茱萸 10g，生党参 15g，山药 15g，炙甘草 5g，五味子 5g，远志 10g，淫羊藿 10g，仙茅 10g，益智仁 15g，艾叶 10g，白术 10g。7 剂，日 1 剂，水煎服。

2004 年 6 月 17 日二诊：月经已干净，腰酸消失，仍头晕，时有耳鸣，食欲不振。上方去艾叶，加南山楂 20g。7 剂，日 1 剂，水煎服。

2004 年 6 月 14 日三诊：无阴道流血，头晕耳鸣等症状明显减轻，胃纳较前好，精神转佳，大便成形，日解 1 次。继续守前方治疗。

2004 年 6 月 30 日四诊：月经提前 8 天来潮，量中，色较前鲜红，行经时无明显不适，舌质淡，苔薄白，脉沉细。守上方去山楂继续巩固治疗，两个月后月经恢复正常。

按：本案例为人工流产后月经紊乱，人工流产损伤肾气，肾虚冲任受损，经血妄行，故月经提前而至。气虚便是寒，阳气不足，血不能变化而赤，故经色淡而质薄。腰酸膝软、头晕耳鸣、精神不振、夜尿频多、小便清长更是肾阳不足的表现，肾阳虚弱不能温煦脾阳而致脾肾两虚，故同时还见纳呆、便溏等症。方中菟丝子、熟地黄、山茱萸补肾填精，生党参、山药、炙甘草健脾和中，五味子、远志交通心肾、调节月经周期。初诊时因患者正是月经期，故加艾叶以暖宫止血，加淫羊藿、仙茅、益智仁以加强其补肾温阳的作用。二诊中加山楂以健胃消食。全方健脾补肾、固冲调经，故用之有良效。

月经后期

月经后期也是妇科的常见病、多发病，其发病率较月经先期为高。有时月经后期可造成妇女闭经甚至不孕，给患者的身心健康造成很大影响。月经后期是指月经周期延后 7 天以上，甚至 3 ～ 5 个月一行。

【病因病机】

本病的发生原因有虚有实。虚者，机体营血不足，血海空虚，不能按时满溢。《丹溪心法》云："过期而来，乃是血虚。"实者，经脉不通，冲任受阻，气血运行不畅，因而后期。《圣济总录·妇人血气门》云："凡月水不利，有因风冷伤于经络，血气得冷则涩而不利者；有因心气抑滞，血气郁结，不能宣流者。"

妇人有经、带、胎、产、乳等生理特点，易耗散气血。若久病体虚，或长期慢性失血，或饮食劳倦伤脾，生化之源不足，营血衰少，致冲任血虚。血是月经的物质基础，血虚则血海不能按时满盈而月经周期延后。若脾虚则水湿运化失常，湿聚成痰，痰阻经络。或经行之际过食生冷，或冒雨涉水，感受寒邪，或素体阳虚而生内寒，寒邪与血相搏，寒属阴，其性凝滞，血为寒滞而运行不畅，血行不畅则气行亦不畅。且妇女多抑郁恚怒而伤肝，肝藏血，主疏泄条达，为女子之先天，肝受伤而藏泄失常，气滞不宣，气行不畅则血行亦不畅。二者互为因果，终致气血失调，冲任受阻而月经后期，甚或闭经。所以，血虚、痰阻、血寒、气滞是临床常见的几种证型。

【治疗方法】

本病的治疗以虚则补之、实则泻之为原则，补虚以补养为主，如益气养血、补肾养血、温经养血；泻实则以行气活血、燥湿化痰为主，如开郁行气、活血调经、温经散寒、健脾运湿、燥湿化痰等。

月经后期在西医学里只是一个症状，可以由很多疾病引起。陈慧侬教授认为，对于月经后期的患者应该借助西医学的检查手段查明原因，判断其预后，也便于对因治疗。就中医学而言，导致月经后期的原因固然复杂，但临床上常虚多实少，即使有实证也是虚中夹实，故临证时应注意以下两点。

1. 治病不忘虚为本

肾为先天之本，内藏元阴元阳；脾为后天之本，司运化而生气血。经血本于肾，只有肾气旺盛，冲任通调，月事才能如期而下。经者，血也，血由脾胃运化而生，只有脾气健运，气血才能生化有源。若肾气虚弱，则难以按期催动月信来潮；脾失健运，则不能化生气血。脾肾二脏，

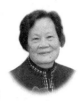

和月经之正常与否有着非常密切的关系。陈慧侬教授认为，大凡月经后期者，无论有无肾虚或脾虚表现，一般多在处方中加入或多或少的健脾补肾药，特别是补肾药物更为必用之品。因为阴血下行必赖肾之阳气鼓动，在处方中加入温肾补肾之品，阳盛则能动血，每可明显提高疗效。《景岳全书·妇人规》中说："调经之要，贵在补脾胃以资血之源，养肾气以安血之室。知斯二者，则尽善矣。"常用的健脾药物有人参、白术、茯苓、甘草、山药、陈皮等，常用的温肾补肾药物有菟丝子、巴戟天、杜仲、淫羊藿、仙茅等，随其病机与兼症的变化加减。

2. 补通贯穿治疗始终

无论何种证型的月经后期，陈慧侬教授除重视健脾补肾之外，还很强调使用补通兼施的治疗方法，并主张将其贯穿于治疗过程始终。陈慧侬教授认为，月经后期虽有血虚、阳虚、阴虚、寒凝、气滞、痰阻等证型的不同，但均以经行错后为主症。若要使月经按期而下，应配以补血之剂以充经脉，伍入活血之品以通血脉，可以大大地缩短疗程，提高治疗效果。对虚者以补为主，佐以通脉；对滞者以通为主，辅以养血。通剂多选桃仁、红花、川芎、丹参、牛膝等，补药常用当归、白芍、何首乌、熟地黄、阿胶等。

【典型病例】

病例 1：冯某，女，26 岁，已婚，2003 年 12 月 11 日初诊。

主诉：月经稀发两年。

现病史：患者自诉既往月经正常，近两年来月经逐渐后延，常40天至两个月一行，量中等，行经6天干净，色紫暗，有块，行经时小腹冷痛，得温痛减，伴腰酸，四肢不温，小便清长，舌暗，苔白，脉沉迟。末次月经2003年11月1日，现停经41天，尚未行经，无不适。妇科检查：外阴发育正常，阴道通畅，分泌物量中，色白，质稀，无臭，宫颈光滑，子宫前位，正常大小，无压痛，双附件未及包块，无压痛。尿HCG（-）。B超提示：子宫正常大小，内膜厚0.8cm，双附件未见异常。

诊断：月经后期（寒凝血瘀型）。

治法：温经散寒，调营通滞。

处方：当归四逆汤合桃红四物汤加减。

当归10g，川芎10g，白芍10g，桂枝10g，通草6g，鹿角胶10g（烊化），红枣15g，牛膝10g，延胡索10g，菟丝子10g，淫羊藿10g，桃仁10g，红花5g，炙甘草5g。日1剂，水煎服。

2003年12月29日二诊：患者诉上方连进10剂后，月经来潮，量中等，排出较多血块，小腹冷痛较前明显减轻，现月经已干净，舌质淡，苔白，脉沉。守前方去牛膝、延胡索、桃仁、红花。日1剂，水煎服。

2004年2月7日三诊：患者诉第二次月经于2003年12月30日来潮，本次月经周期38天，经色正常，无明显血块，行经时无腹痛、腰酸等症。守法守方再进1个月，月经正常而愈。

按：妇女的月经与冲任密切相关，一般来说月经后期

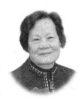

多为寒。本例月经错后伴行经时小腹冷痛，得温痛减，四肢不温，经色紫暗有块，为寒凝血瘀无疑；又见腰酸、小便清长，明显肾阳不足，膀胱气化失常，乃为虚中有实之证。冲任虚寒当温经散寒、补养气血；瘀血阻滞，月经不调，宜活血行瘀。通过温经祛瘀的措施，使寒散瘀去而经自调。方选当归四逆汤合桃红四物汤加减，当归、川芎养血活血；配桂枝、红枣调营通滞；白芍、甘草柔肝缓急止痛；再用通草"通利九窍、血脉、关节"；桃仁、红花活血祛瘀通经；牛膝补肾活血，并引药下行；再加鹿角胶、菟丝子、淫羊藿以加强其温肾助阳之效；用延胡索理气止痛。全方温中有养，补中有通，面面俱到，故效果显著。

病例 2：陈某，女，22 岁，未婚，2004 年 8 月 15 日初诊。

主诉：月经紊乱 3 年。

现病史：患者自诉 3 年来月经紊乱，3 ～ 5 个月一行，量少，色淡暗，质黏，行经时无腹痛，但腰骶酸累，形体逐渐肥胖，纳差，痰多，胸闷恶心，四肢乏力，有时头晕，带下量多，色白，质黏，舌质淡胖，苔白腻，脉滑。末次月经 2004 年 4 月 10 日，现停经 4 个月余仍未见月经来潮，否认有性生活史。B 超提示：子宫常大，双卵巢多囊样改变。血清性激素 6 项检查未见异常。

诊断：月经后期（痰湿阻滞型）。

治法：健脾温肾，祛湿化痰。

处方：苍附导痰丸加减。

茯苓 15g，法半夏 10g，陈皮 10g，炙甘草 6g，苍术

陈慧侬

10g，香附 10g，胆南星 5g，枳壳 10g，生姜 10g，鹿角胶 10g（烊化），狗脊 10g，巴戟天 10g，石菖蒲 10g，丹参 15g。日 1 剂，水煎服。

2004 年 8 月 30 日二诊：上方连续服用半个月后，月经来潮，量较前稍多，经色转红，仍腰酸、胸闷，胃纳略好转。药已对证，宜守法治疗。前方略作加减，连续治疗半年，月经基本恢复正常。

按：本例患者月经后期伴经血质黏，形体肥胖，胸闷恶心，痰多，辨证当为痰湿阻滞。看似是实证，但痰湿的形成往往与脾肾之虚有关，脾虚水湿运化失常或肾阳虚膀胱气化不利，水湿聚而成痰，故脾肾阳虚是本，痰湿阻滞是标。所以，针对其病机采用健脾补肾化痰法治疗，方中苍附导痰丸以健脾祛湿为主；加石菖蒲能豁痰开窍；加鹿角胶、狗脊、巴戟天温肾助阳，又能滋养冲任，并防燥湿太过伤阴；丹参活血化瘀而通经。全方标本兼顾，补中有清，故药到病除。

月经过多

月经过多是指月经量较以往明显增多，而月经周期基本正常。月经过多是妇科的常见病、多发病，亦是妇科的急重症之一，临床上常与月经先期同时并见。本病易造成患者失血性贫血及精神上的负担，严重影响其正常工作和生活，故应该受到人们的重视。

月经过多在西医学里也只是一个症状，很多疾病都可

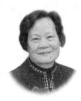

以引起月经过多，如排卵型功能失调性子宫出血、子宫肌瘤、盆腔炎、子宫内膜异位症等疾病及宫内放置节育器等。陈慧侬教授主张，对于月经过多的患者，一定要结合西医学的检查手段，如妇科检查、B超等，除外器质性病变可能，特别是年龄接近围绝经期的妇女，必要时应进行诊断性刮宫，排除恶性病变后，方可考虑中药治疗。

【病因病机】

月经过多的主要病机是冲任不固，经血失于制约，常见的病因有虚、热、瘀三种。因于虚者，多由于素体虚弱，或饮食失节，或过劳久思，或大病久病，损伤脾气，致使中气不足，冲任不固，血失统摄，以致经行量多。因于热者，多由于素体阳盛，或肝郁化火，或过食辛燥动血之品，或外感热邪，热扰冲任，迫血妄行，因而经量增多。因于瘀者，多由于素多抑郁，气滞而致血瘀；或经期产后余血未尽，感受外邪或不禁房事，瘀血内停，瘀阻冲任，血不归经，以致经行量多。

【治疗方法】

对于本病的治疗，陈慧侬教授强调应本着"急则治其标，缓则治其本"的治疗原则，一般分两步进行：行经期应重于摄血止血以达到减少出血量的目的，防止失血伤阴；平时则安冲固冲以治本。同时，应根据寒热虚实的不同选用不同的止血药。若为气虚所致者，宜在益气摄血的同时选用具有收涩止血功效的药物，如岗稔根、地稔根、仙鹤草等；若为血热所致者，则宜选用清热凉血止血的药物，如生地炭、侧柏叶炭；若为肾阴虚所致者，则宜选滋阴止血的药物，如桑叶、墨旱莲等；若为血瘀所致者，应选择化瘀止血的药物，如益母草、田七粉等。另外，必须注意本病在发展过程中，由于病程日久，常致气随血耗，阴随血伤，或热随血泄而出现由实转虚或虚实兼夹之证，如气虚血热、阴虚内热、气阴两虚而夹血瘀等。

【典型病例】

卢某，女，40岁，已婚，2003年7月2日初诊。

主诉：月经量明显增多两年。

现病史：患者自诉近两年来月经量明显增多，以第2、3天为甚，有血块，行经时伴小腹隐痛，腰胀，头晕，乏力，一般行经7天干净，每次月经用卫生巾3～4包。末次月经2003年7月1日，今为月经第2天，量多如注，经色淡红，质稀，有大量血块，自觉体倦乏力，头晕眼花，口淡乏味，舌质淡，苔薄白，脉沉细无力。妇科检查：外阴血污，阴道通畅，见大量血块存于阴道内，宫颈肥大，光滑，子宫后位，正常大小，无压痛，双附件未及包块，无压痛。B超提示：子宫常大，双附件未见异常。

诊断：月经过多（气虚血瘀型）。

治法：益气摄血，佐以化瘀止血。

处方：黄芪30g，生党参20g，当归身10g，阿胶10g（烊化），仙鹤草20g，益母草15g，山茱萸12g，麦冬12g。5剂，日1剂，水煎服。

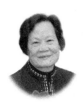

2003年7月7日二诊：患者诉阴道流血基本干净，仍头晕，体倦乏力，纳差，便溏，舌质淡，苔薄白，脉仍沉。仍以健脾益气为法，方选理中丸加减。药用生党参20g，白术15g，南山楂20g，干姜10g，当归10g，鸡血藤20g，菟丝子10g，山茱萸10g，熟地黄10g，陈皮6g，炙甘草5g。7剂，日1剂，水煎服。

2003年7月14日三诊：头晕、体倦乏力等症已明显减轻，胃纳转佳，大便正常，舌质淡，苔白，脉细。守上方去干姜、熟地黄，加鹿角胶10g（烊化）、淫羊藿10g、仙茅10g。日1剂，水煎服。

2003年8月6日四诊：患者诉月经于7月29日来潮，量中等，无血块，行经时略有头晕乏力症状。守前方前法略做加减，继续调理1个月后，月经完全恢复正常，头晕等症均除。

按：本例患者月经过多伴头晕，体倦乏力，口淡无味，小腹隐痛，经色淡而有块，为气虚夹瘀无疑，益气摄血佐以化瘀止血亦是不易之法。方中黄芪、生党参健脾益气，摄血归经；失血必伤阴，故用当归、阿胶、麦冬滋阴养血，山茱萸滋补肝肾以益血之源；仙鹤草收敛止血，益母草化瘀止血。全方药虽不多，但却切中病机，故收效甚捷。二诊时为经后期，应固其本，并着重于阴血的长养，故选理中汤健脾益气，以益血的化生之源。用当归、鸡血藤、菟丝子、山茱萸、熟地黄以滋肾养血，南山楂健胃消食，陈皮利气醒脾。诸药配伍，相得益彰。三诊时已近经前期，重阴转阳，故在健脾益气的基础上加温肾助阳之品。因病机清晰，治疗得法，故取效较快。

月经过少

月经过少指月经周期基本正常，经血排出量明显减少，甚则点滴即净；或行经时间过短，不足两天，经量也因而减少，古代称为"经水涩少""经量过少"。本病证常与月经后期并见，一般多伴有经色、经质的改变。如果偶尔一两次经量减少，以及青春期、围绝经期见此者，无全身不适，可不作病论。月经过少是妇科常见病之一，由于现代社会竞争激烈，生活、工作压力日益增大，以及一些女性多次药物或人工流产等诸多因素，该病的发生率呈上升趋势。月经过少若治疗不及时或治疗不当，均可导致闭经。

【病因病机】

本病病因归纳起来不外乎虚、实两个方面。虚者可因素体虚弱、肝肾不足，或后天损伤、营阴暗耗，或脾虚不运、化血乏源，以致血海空虚，下之亦少。实者因痰湿瘀血阻于冲任，以致经行不畅，血量减少。

女子以血为主，月经为血所化，而血来源于脏腑，五脏中肾藏精，精化气，精生血；肝藏血及调节血量；脾主统血，为气血化生之源；心主血脉；肺主气，气帅血。所以，月经不调与脏腑功能失调及气血失调密切相关，特别是与肾、肝、脾的功能失调有着直接关系。月经是肾气、天癸、冲任、胞宫协同作用而产生的一种生理现象。肾为先天之本，主藏精，精血同源，肾中精气充盈到一定程度，则先天之精化生的天癸在后天水谷之精的充养下成熟，促使月经来潮。同时，冲任二脉出于胞宫，冲为血海，任主胞胎，对月经具有重要的调节作用。《傅青主女科》认为："经水出诸肾……经原非血也，乃天一之水，出自肾中。"《医学正传·妇人科》曰："月经全借肾水施化，肾气既乏，则经血日以干涸……渐而至于闭塞不通。"可见，月经正常与否和肾的关系非常密切。肾精不足，致胞脉空虚，血海不能满盈，甚或无血可下，则发为本病。《临证指南医案》强调"女子以肝为先天"，肝藏血，血液充盈则冲脉盛满；肝主疏泄，能调节一身之气机，肝气条达则任脉通利，从而胞宫得养，经事正常。若久郁伤肝，肝失条达，气血运行受阻，血海不能满盈则致少经。脾为气血生化之源，故脾之运化功能是否正常对月经的来潮也有着重要的影响。若脾失健运，气血化源不足，血海不充，同样可致本病。本病在临床中有血虚、肾虚、血瘀、痰湿等不同证型。

【治疗方法】

（一）辨证治疗

1. 肾虚证

证候特点：经量素少或渐少，色暗淡，质稀，腰膝酸软，头晕耳鸣，足跟痛，或小腹冷，或夜尿多，舌淡，苔薄白，脉沉弱或沉迟。

治法：补肾益精，养血调经。

处方：养精种玉汤加味。

当归，白芍，熟地黄，山茱萸，党参，白术，山药，菟丝子，补骨脂，枸杞子，牛膝。

2. 血虚证

证候特点：经来血量渐少，或点滴即净，色淡，质稀，或伴小腹空坠，头晕眼花，心悸怔忡，面色萎黄，舌淡红，苔白，脉细。

治法：养血益气调经。

处方：四物汤加减。

当归，熟地黄，白芍，川芎，丹参，益母草，山茱萸，枸杞子，菟丝子，何首乌，桃仁。

3. 血瘀证

证候特点：经行涩少，色紫暗，有血块，小腹胀痛，血块排出后胀痛减轻，舌紫暗，有瘀斑、瘀点，苔薄白，脉沉弦或沉涩。

治法：活血化瘀调经。

处方：桃红四物汤。

桃仁，红花，当归，熟地黄，白芍，川芎，香附，乌药。

4. 痰湿证

证候特点：经行量少，色淡红，质黏腻如痰，形体肥胖，胸闷呕恶，或带多黏腻，舌淡，苔白腻，脉滑。

治法：健脾祛湿，豁痰通经。

处方：苍附导痰丸。

茯苓，法半夏，陈皮，甘草，苍术，香附，胆南星，枳壳，生姜，神曲。

（二）辨证辨病相结合

陈慧侬教授常结合西医学对本病进行综合施治。在西医学中，月经过少并不是一个独立的疾病，而是许多妇产科疾病的临床表现。引起月经过少的原因大致可分为3种：①神经内分泌异常：内源性雌激素水平低下、高泌乳素血症等内分泌异常均可引起月经过少。②子宫损伤：子宫内膜结核、刮宫过深致子宫内膜功能层损伤、宫颈或宫腔粘连等。③其他内分泌疾病：甲状腺功能异常亦可引起月经过少。

明确病因后可以辨证辨病相结合综合治疗，如对高泌乳素血症引起的月经量减少，可在上述基本方的基础上加用大量炒麦芽以益肝回乳；对刮宫过深致内膜损伤引起的月经量减少，可加入鹿角胶、紫河车等血肉有情之品；对由内科疾病引起的月经量少，则以治疗内科病为主。

陈慧侬教授认为，月经过少是许多内分泌疾病过程的早期表现，若迁延失治易发展为继发性闭经，增加治疗难度。所以，应对疾病做到早发现、早诊断、早治疗，这对疾病的预后有重要意义，而且可以缩短治疗时间，减轻患者的心理和经济负担。这正符合《景岳全书·妇人规》所云："凡治经脉之病，或其未甚，则宜解初病，而先其所因。"

【典型病例】

病例1：唐某，女，28岁，已婚，2004年7月12初诊。
主诉：月经量异常半年。

现病史：患者自诉半年前行人工流产术后，月经逐渐减少，行经仅1～2天，每天仅用卫生护垫1～2片即可，伴月经周期错后，38～50天一潮，色暗黑，经行时小腹疼痛。末次月经2004年6月3日，现停经39天，月经尚未来潮，自觉腰膝酸软，头晕耳鸣，食欲不振，疲乏无力，舌质淡暗，苔薄白，脉沉细略涩。孕2产0，现避孕套避孕。查尿HCG（－）。妇科检查：外阴发育正常，阴道通畅，宫颈光滑，子宫前位，未见明显增大，双附件未及包块，无压痛。

诊断：月经后期并月经过少（肾虚型）。

治法：填精养血调经。

处方：养精种玉汤合寿胎丸加减。

熟地黄20g，当归12g，白芍12g，山茱萸10g，枸杞子12g，菟丝子12g，川续断12g，桑寄生10g，鹿角胶10g（烊化），益母草10g，桃仁10g，丹参12g。日1剂，水煎分两次温服。

2004年7月25日二诊：患者诉服用上方7剂后月经来潮，经量较前稍多，色略转红。守上方去益母草、桃仁、丹参，继续服用20余剂，诸症悉除，月经恢复正常。

随访半年，患者月经每28天一行。

按：本例患者人工流产术后出现月经过少并经期延长，病因乃人工流产术损伤肾气，肾不藏精，精不能生血，以致血海空虚，下之亦少，又肾气不足，血行迟滞，涩滞成瘀，瘀阻冲任，经脉不畅，加重血海空虚而导致本病的发生。精亏血少是本病的主要病因，故以养精种玉汤合寿胎

丸加减治疗。养精种玉汤出自《傅青主女科》，不特补血而
纯于生血填精，使肝血盈满，肾精充盛。气血化生有源，
冲任通调，广聚脏腑之血依时满溢，使精充血盛，源泉日
丰，则月经自调。方中以熟地黄、山茱萸补肾养肝填精，
养血益髓；当归入血分，补中有动，行中有补，且味辛可
活血化瘀，用之既可行血活血，又可养血，为调经之要药，
三药伍之使精充血足；再配白芍养血柔肝，可收养血调经
之效。在此基础上再加枸杞子、菟丝子、川续断、桑寄生、
鹿角胶补肾以生精，益母草、桃仁、丹参逐瘀通经。全方
药物配伍精当，临床用之疗效满意。

　　病例 2：梨某，女，30 岁，已婚，2003 年 6 月 10 日初诊。

　　主诉：月经量逐渐减少 3 年。

　　现病史：患者 2000 年始月经量逐渐减少，每次月经周
期仅用纸 3～4 片即可，经色暗红，质稠，夹黏液，无血
块，行经时无腹痛、腰酸等，但形体肥胖，纳呆胸闷，口
干不欲饮，白带量多，色黄，黏腻，无臭，舌质淡，尖红，
苔腻，略黄，脉弦滑。月经周期正常，行经 3 天干净，孕 2
产 0，末次月经 2003 年 5 月 27 日。妇科检查：外阴发育正
常，阴道通畅，分泌物量中，色白质黏稠，无臭，宫颈轻
度糜烂，子宫前位，常大，无压痛，双附件未及包块。B 超
提示：子宫大小正常，双侧附件未见明显异常。曾院外查
性激素 6 项，亦未见异常。

　　诊断：月经过少（痰湿瘀热型）。

　　治法：健脾祛湿，佐以清热化瘀。

　　处方：四妙散加减。

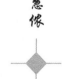
陈慧侬

黄柏 12g，苍术 12g，薏苡仁 20g，桃仁 10g，牛膝 10g，牡丹皮 10g，茯苓 10g，巴戟天 10g，丹参 12g。日 1 剂，水煎服。

　　2003 年 6 月 17 日二诊：患者诉服上方 7 剂后，白带量稍减，色白，胸闷好转，纳仍差，舌质淡，苔白略厚，脉滑。改用苍附导痰丸加减。药用茯苓 15g，法半夏 10g，陈皮 10g，甘草 5g，苍术 10g，香附 10g，胆南星 5g，桃仁 15g，生姜 15g，神曲 10g，鹿角胶 10g（烊化），丹参 15g。日 1 剂，水煎服。

　　2003 年 7 月 30 日三诊：患者诉月经于 6 月 25 日来潮，经量较前增多，色红，纳食稍增，无胸闷，白带正常，舌质淡，苔白，脉滑。药已对证，在前方基础上略做加减继续服 10 余剂，经量恢复正常，他症亦除。

　　按：本例患者月经量减少，夹黏液，并形体肥胖，胸闷纳差，为痰湿阻滞无疑。痰湿的形成可因脾虚水湿运化失常，或肾阳亏虚，蒸腾失司，湿聚而成痰，痰湿郁久易化热，痰湿与血交结，最终导致痰湿瘀结证候。方中黄柏清热除湿，又能补肾坚阴；苍术、薏苡仁、茯苓健脾除湿豁痰；牡丹皮清热化瘀；丹参活血化瘀行滞；巴戟天补肾温阳以治本；牛膝既引药下行，又活血补肾。全方配伍恰当，面面兼顾，故能药到病除。

经期延长

　　月经周期基本正常，但经行持续时间达 7 天以上，

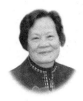

甚至淋漓半月始净者，称"经期延长"，又称"月水不断""经事延长"。经期延长是中医妇科最常见的疾病之一，近年来本病的发病率日益增高，已受到国内外医学界的广泛重视。本病不仅给患者造成心理和生理方面的损害，而且生活质量也受到严重影响。经期延长涉及的原因较多，如黄体萎缩不全、卵泡分泌雌激素不足、子宫内膜炎、宫内节育器等，然而中医在诊治本病的过程中，常单纯依靠其症状、舌脉来进行辨证施治，而缺少客观的诊断依据。因此，在临床实践中，陈慧侬教授强调应结合患者的病史、症状及相关的妇科检查手段，以明确诊断。

【病因病机】

中医认为本病的常见病因亦不外乎虚、瘀、热三者。虚者因于血失统摄，瘀者因于新血难以归经，热者因于迫血妄行，最终导致"冲任不固，经血失约"，以致经期延长。

（一）脾虚气弱

素体中气不足，或劳倦饮食伤脾，更伤中气，统摄无力，冲任不能制约经血。《诸病源候论》云："劳伤经脉，冲任之气虚损，故不能制其经血。"

（二）阴虚血热

素体阴虚，或多产房劳暗耗阴血，阴虚生内热，热扰冲任，血海不宁则淋漓难净。

（三）湿热蕴结

经期或产时，胞脉空虚，摄生不慎，湿热之邪乘虚入侵，结于胞脉，扰于血海，以致血海不宁，失于约制以致经血逾期不净。

（四）血瘀

经行产后余血未净之时，寒邪直中胞宫，寒凝血瘀；或因气机郁滞，血行不畅，气滞血瘀，瘀血阻滞胞脉，新血不得归经，以致经血日久不净。

【治疗方法】

本病的治疗目的在于调摄冲任、缩短经期，具体治法当审证求因、随证施治，或健脾益气、滋阴清热，或清热利湿、活血化瘀，以祛除病因、恢复正常经期为准则。

陈慧侬教授认为，本病的治疗应以辨证论治为主，可结合辨病，使中西医优势互补，从而更好地指导临床，达到治病救人的目的。

（一）辨证论治

1.气虚证

证候特点：多见经色淡或经量少，质清稀，无血块，伴神疲乏力，肢软，纳少便溏，舌淡苔白，脉细弱。

治法：益气健脾，固冲止血。

处方：举元煎加减。

党参，白术，黄芪，升麻，炙甘草。

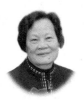

2. 虚热证

证候特点：经来量少且行经期长，甚至淋漓半月始净，经色深红，质稠，伴潮热颧红，手足心热，口干咽燥，舌红少津，苔少，脉细数。

治法：滋阴清热，凉血止血。

处方：两地汤合二至丸加减。

生地黄，熟地黄，玄参，白芍，阿胶，麦冬，地骨皮，女贞子，墨旱莲。

3. 血瘀证

证候特点：经来之初涩滞难下，色暗黑，点滴而下，4～5天后方畅行，或经行量多夹有瘀血块，持续10余天方净，伴小腹刺痛，舌质淡，有瘀点或瘀斑，苔薄白，脉涩。

治法：活血化瘀止血。

处方：胶艾汤加减。

当归，川芎，白芍，熟地黄，艾叶，阿胶，炙甘草，益母草。

（二）辨证与辨病相结合

1. 子宫内膜炎

证候特点：经行色暗如败酱，混杂黏液，气味臭秽，平素带下量多，色黄臭秽，小腹疼痛拒按。白带常规检查：白细胞（+++～++++），清洁度呈Ⅲ～Ⅳ度。妇科检查：宫体有压痛。

辨证：湿热瘀结型。

治法：清热除湿，化瘀止血。

处方：三妙散合失笑散加减。

黄柏，薏苡仁，苍术，五灵脂，蒲黄炭，白花蛇舌草，益母草。

2. 宫腔节育器

陈慧侬教授认为，宫腔节育器所致的经期延长是由于环卧胞宫，冲任二脉及胞脉、胞络为金刃所伤，血溢脉外，脉络瘀阻，血不归经而妄行所致。所以，其证候特点主要是经行量少或多，色黑，有块，伴小腹刺痛，舌质淡暗，苔白，脉涩。

辨证：瘀血阻络。

治法：活血化瘀。

处方：桃红四物汤合失笑散加减。

桃仁，红花，当归，川芎，白芍，熟地黄，五灵脂，蒲黄炭。

【典型病例】

病例1：旷某，女，38岁，已婚，2003年7月22日初诊。

主诉：月经失常4个月。

现病史：患者自诉4个月前起无明显诱因出现月经异常，以行经期长为主，长达10多天，甚至半个月方净。开始时经量不多，点滴而下，色暗黑，约6～7天后经量才增多如常量，经色转鲜红，时有小血块，小腹隐痛，无腰酸等。月经周期基本正常，末次月经2003年6月20日。

刻诊：自觉口干咽燥，心烦失眠，手足心热，小便短少，大便干结难解，舌质红，少苔，脉细数。妇科检查：外阴发育正常，阴道通畅，分泌物不多，色黄无臭，宫颈光滑，子宫前位，正常大小，无压痛，双附件未及包块，无压痛。

诊断：经期延长（阴虚血热夹瘀型）。

治法：滋阴清热祛瘀。

处方：二至丸合两地汤加减。

生地黄10g，地骨皮10g，女贞子12g，墨旱莲20g，川续断10g，丹参12g，蒲黄10g，五灵脂10g，益母草10g。日1剂，水煎服。

2003年7月29日二诊：服上方后次日月经来潮，开始3天经量仍少，色暗黑，第4天始月经量明显增多，今为月经第6天，经量中等，色仍鲜红，有血块，无腹痛、腰酸等，口干便结，心烦，睡眠欠佳，舌质红，少苔，脉细数。守前方去丹参，蒲黄改炭剂，加玄参10g、麦冬10g、五味子5g、远志10g、仙鹤草15g。日1剂，水煎服。

2003年8月5日三诊：月经第10日干净，现仍口干欲饮，小便短少，大便干结，睡眠较前好，舌质淡，苔少，脉细数。治法不变，仍以二至丸合两地汤加减，药用生地黄10g、地骨皮10g、玄参10g、麦冬10g、阿胶10g（烊化）、川续断10g、女贞子12g、墨旱莲12g、五味子5g、远志10g。日1剂，水煎服。

2003年9月6日四诊：连续服上方20天后，末次月经于2003年8月24日来潮，量中等，色暗红，7天干净，口干咽燥等消失。随诊3个月未见复发。

按：本例患者经期延长，辨证属阴虚内热，热迫血妄行，加上热灼血成瘀，瘀阻经络，新血难以归经，故月经淋漓达半月始净。治疗以滋热清热为主，活血化瘀为辅，方用二地汤合两地汤加减。方中生地黄、地骨皮养阴清虚热；女贞子、墨旱莲、川续断滋阴补肾，水旺则火自灭；丹参、蒲黄、五灵脂、益母草活血化瘀。因药证合拍，故取效较快。

病例2：陈某，女，30岁，已婚，2004年6月12日初诊。

主诉：月经异常1年余。

现病史：患者诉去年5月宫内放置节育环后月经即不正常，以月经周期延长为主，开始5天月经量正常，第6天始明显减少，但淋漓至第10～12天方净，经色暗黑，有血块，伴经行小腹疼痛，月经周期正常。曾多方求诊，用中西药治疗均无效。刻诊：正值行经期第5天，量不多，色暗，有块，小腹隐痛，舌质紫暗，脉弦涩。妇科检查：外阴发育正常，阴道通畅，见少许血性物，宫颈光滑，子宫前位，正常大小，无压痛，双侧附件无压痛，未及包块。B超提示：子宫大小正常，宫内见节育环，位置正常，双附件未见异常回声。

诊断：经期延长（血瘀型）。

治法：活血祛瘀止血。

处方：桃红四物汤合失笑散加减。

桃仁10g，红花5g，当归10g，川芎10g，白芍10g，熟地黄10g，五灵脂10g，蒲黄炭10g，益母草10g，艾叶6g。3剂，日1剂，水煎服。

2004年6月15日二诊：患者诉服上方3剂后，阴道流血得止，腹痛消失，舌质仍淡暗，苔白，脉弦。守上方去益母草、艾叶，蒲黄炭改蒲黄。连服10余剂后月经恢复正常，随访3个月未见复发。

按：本病例患者于放置宫内节育环后出现经期延长，辨病与辨证相结合，应为血瘀型经期延长，活血化瘀止血是不易之法。因环卧宫内，属金刃之伤，瘀血停留，阻于冲任，新血难以归经，故经行时间延长。方中桃仁、红花活血化瘀；当归、川芎养血又行血中之气，兼有活血的作用；白芍、熟地黄柔肝养血；五灵脂、蒲黄炭既活血化瘀，又能止痛；益母草、艾叶化瘀止血。全方处处着眼于化瘀、养血、止血，药证相符，故显效。

经间期出血

经间期出血是妇科的常见疾病之一，西医学将其归入"排卵性月经失调"。目前本病的西医学病因病机尚未完全清楚，多数认为是由于排卵期体内雌激素水平暂时下降，致子宫内膜发生短暂的撤退性出血，故治疗上主要采用补充雌激素或抑制排卵的方法，但临床效果均不满意。本病在中医古籍中未有专门论述，散见于月经病、带下病的论治中。随着中医学的发展，经间期出血作为一个独立的病证逐渐被认识。

陈慧侬

【病因病机】

关于本病病机，多数学者认为主要有肾阴虚、脾虚、湿热、血瘀等，尤其是肾阴虚最为常见。中医学认为，经间期是继经后期由虚至盛、由阴转阳的转化时期，阴血是基础，阴精充盛，精化为气，阴才能转化为阳。本期的到来是通过月经后期的蕴养，阴精充沛，冲任气血旺盛，"重阴必阳"，在肾中阳气的温煦下，阴阳转化，阴精化生阳气的转化活动实现的。重阴是转化的前提，阴精不足，不能达到排卵期的重阴水平，肾中阳气相对偏盛，虚热内生，热扰冲任则导致阴道出血。

【治疗方法】

根据其病机，治疗此病应以在经后期养血生精为主，兼清退虚热，使阴精充足，达到排卵期要求的重阴水平。但陈慧侬教授通过长期对本病的临床观察治疗，总结出其病机是以肾阳不足居多，冲任二脉虚损，子宫藏泻功能失常，而致经血妄行；又因肾阳不足，血行迟滞，涩滞而成瘀，瘀阻冲任，加重子宫出血。治疗当温肾固冲，佐以化瘀止血。陈慧侬教授常用胶艾汤加减治疗，每每收到良好的效果。

【典型病例】

张某，女性，31岁，2003年9月14日初诊。
主诉：月经紊乱3年。

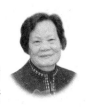

现病史：患者自诉平素月经规律，3 年前行人工流产后出现两次月经间有少量血性分泌物，未引起注意。后逐渐发展为每两次月经间均有少量阴道出血，约 1～2 天干净。近 1 年来发展为每次经后 5 天左右阴道开始出血，量少，持续 5～7 天方净，期间无明显不适。月经每月提前 5～6 天来潮，行经 6～7 天干净，经量中等，末次月经 2003 年 9 月 2 日。患者曾多方治疗效果不明显。刻诊：非经期阴道流血已两天，量少，色淡红，夹黏液样物，伴小腹隐痛，头晕耳鸣，腰酸，平素形寒怕冷，小便清长，夜尿频多，舌质淡红，苔薄白，脉沉细。妇科检查：外阴发育正常，阴道通畅，见少许积血，夹鸡蛋清样分泌物，宫颈光滑，子宫后位，正常大小，无压痛，双附件无压痛，未及包块。

诊断：经间期出血（肾阳虚型）。

治法：温肾固冲止血。

处方：胶艾汤加减。

当归 10g，川芎 10g，白芍 10g，熟地黄 15g，阿胶 10g（烊化），淫羊藿 10g，仙茅 10g，菟丝子 10g，艾叶炭 10g，炙甘草 5g。日 1 剂，水煎服。

2003 年 9 月 19 日二诊：服上方 3 天后血止，腹痛等症消失，舌质仍淡，苔薄白，脉沉。予中成药右归丸调理，每日 3 次，每次服 9g，连服至下次月经来潮，并嘱月经来潮后复诊。

2003 年 10 月 11 日三诊：末次月经于 2003 年 10 月 5 来潮，现基本干净，无腹痛，腰酸、尿频较前好转，舌脉同前。守前方，日 1 剂，水煎服，嘱于月经第 5 天开始服药，连服5天。

2003年10月21日四诊：患者诉本次月经周期中间未见阴道流血，亦无其他不适症状。继续用右归丸及本方调治两个月经周期，未再见经间期出血。观察半年无复发，月经周期也恢复为28～30天，基础体温双相，高温相持续12～14天。

按：胶艾汤出自张仲景的《金匮要略》，《金匮要略·妇人妊娠病脉证并治》中指出："师曰：妇人有漏下者，有半产后因续下血都不绝者，有妊娠下血者。假令妊娠腹中痛，为胞阻，胶艾汤主之。"古代医籍《金匮要略心典》述道："妇人经水淋漓，及胎产前后下血不止者，皆冲任脉虚，而阴气不能守也。是惟胶艾汤为能补而固之。"胶艾汤在治疗月经病中应用较多，尤其用于漏下日久，血色淡暗，腰膝酸软，面色㿠白，形寒肢冷，舌淡胖暗，脉沉细者效果较佳。方中熟地黄大补肝肾、养血滋阴，淫羊藿、仙茅、菟丝子温肾壮阳，四者合用补肝肾、养冲任；当归为妇科调经要药，补血活血，调经止痛，又为理气之要药，《景岳全书·本草正》中说："（当归）其味甘而重，故专能补血，其气轻而辛，故又能行血。补中有动，行中有补，乃血中之气药，亦血中之圣药也……凡有形体虚损之病，无所不宜。"川芎能血中行气，调补冲任，行气开郁，活血止痛；阿胶补血止血，滋阴润燥，《本经》曰："主心腹内崩，劳极洒洒如疟状，腰腹痛……女子下血，安胎。"《本草纲目》曰："疗吐血衄血，血淋尿血，肠风下痢。女人血痛血枯，经水不调，无子，崩中带下，胎前产后诸疾。"艾叶温经止

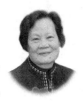

血，历代医家记载为止血之要药，《药性本草》谓其"止崩血，安胎，除腹痛"，今用炭剂，其止血之力更强；白芍补血敛阴，收汗和营，养血柔肝，缓急止痛；甘草调和诸药。纵观全方，有温肾养血固冲、化瘀止血之功效。

原发性痛经

原发性痛经系指生殖器官无明显器质性病变的痛经，又称功能性痛经，多在初潮后不久发生，至生育期缓解。流行病学研究表明，原发性痛经是目前妇科最常见的疾病。据国内抽样调查，我国妇女中痛经发生率为33.1%，其中原发性者占53.2%，痛经严重影响工作者占13.55%。因此，重视痛经的治疗十分必要。

【病因病机】

原发性痛经属中医学"经行腹痛"范畴，最早的记载见于张仲景《金匮要略·妇人杂病脉证并治》："带下，经水不利，少腹满痛。"中医学认为，经期或经期前后，血海由满盈而泻溢，气血变化急骤，这时致病因素如情志所伤、起居不慎或六淫为害等可乘机侵入，导致冲任瘀阻或寒凝经脉，使气血运行不畅，胞宫经血流通受碍，以致不通则痛；或冲任、胞宫失于濡养，不荣则痛。妇女以血为主，以血为用，经、孕、产、乳均与血有一定关系，故因瘀致病者较多。血既壅阻而成瘀，必兼气滞，故以化瘀行气为止痛大法。

51

【治疗方法】

本病特点是经行小腹疼痛，并随月经周期而发作。根据疼痛发生的时间和疼痛的性质辨其寒热虚实，一般以经前、经期疼痛者属实，经后痛者为虚；痛时拒按属实，喜按属虚。得热痛减为寒，得热痛剧为热；绞痛、冷痛属寒，刺痛属热。痛甚于胀，血块排出减轻者为血瘀；胀甚于痛为气滞；绵绵作痛或隐痛为虚。

1. 气滞血瘀证

证候特点：行经腹痛或经前腹痛拒按，月经量少有块，并伴有胸闷气短，善太息，胸胁、乳房作胀，舌紫暗或有瘀斑，苔薄白，脉弦涩。

治法：疏肝理气，活血止痛。

处方：逍遥散加减。

柴胡，白术，茯苓，白芍，当归，五灵脂，蒲黄，延胡索，甘草。

2. 寒凝血瘀证

证候特点：行经腹痛或经后小腹冷痛，遇冷加重，得热则舒，月经后期，量少，色暗红，有紫块，伴有面色青白，四肢不温，舌质淡，苔薄白，脉沉迟。

治法：温经散寒，活血通经。

处方：吴茱萸汤加减。

吴茱萸，当归，川芎，党参，生姜，红枣，桃仁，红花，牛膝，小茴香，延胡索，炙甘草。

3. 气血虚弱证

证候特点：行经时或经后少腹绵绵作痛，喜揉喜按，头晕眼花，神疲乏力，面色无华，月经量少而质清稀，舌质淡，或舌边有齿印，舌苔薄白，脉濡虚细。

治法：补气养血，和营止痛。

处方：八珍汤加益母草。

熟地黄，党参，当归，茯苓，白芍，白术，川芎，益母草，炙甘草。

4. 肝肾亏虚证

证候特点：经后1～2天内小腹绵绵作痛，腰部有酸胀感，经色暗淡，量少质稀，或潮热，眩晕耳鸣，舌苔薄白或薄黄，脉细弱。

治法：补肾养肝，调经止痛。

处方：调肝汤加减。

山茱萸，白芍，阿胶（烊化），当归，巴戟天，山药，甘草。

【典型病例】

病例1：张某，女，19岁，未婚，2003年10月15日初诊。

主诉：周期性腹痛5年。

现病史：患者自诉14岁月经初潮，自初潮起每于行经时出现下腹疼痛，经量减少，以月经第1、2天为甚，呈阵发性胀痛，肛门有坠胀感，且伴腰酸，恶心呕吐，冷汗淋漓，头晕。此后疼痛渐解，月月如此，周期而作。平素月

53

经规律，行经 7 天干净，量少，色暗黑，有块。刻诊：患者正值月经周期第 1 天，下腹疼痛较甚，小腹有冷感，不喜按压，得热痛减，月经量少，色暗黑，有瘀块，面色青白，肢冷恶寒，舌质淡，苔薄白，脉沉紧。肛查：外阴发育正常，子宫后位，常大，无压痛，双附件未及包块，无压痛。B 超提示：子宫正常大小，双附件未见异常。

诊断：痛经（寒凝血瘀型）。

治法：温经散寒，化瘀止痛。

处方：吴茱萸汤加减。

党参 15g，生姜 15g，红枣 15g，吴茱萸 5g，当归 10g，川芎 10g，小茴香 5g，桃仁 10g，红花 5g，延胡索 10g，炙甘草 5g，鹿角胶 10g（烊化）。日 1 剂，水煎服。

2003 年 10 月 18 日二诊：患者诉服药后当天晚上疼痛逐渐缓解，次日腹痛全消，月经量增多，色暗红，有血块，肢冷恶寒等症亦明显减轻。嘱以后每次月经前 7 天服上方 5～7 剂，连续 6 个月。

1 年后再见其人，谓痛经未再发作。

按：本例患者自初潮起即出现痛经，当属原发性痛经，病机乃因素体肾阳不足，虚寒内生，阳不能温煦胞宫，以至于寒凝血瘀，阻滞冲任，不通则痛。治法理当温经散寒、化瘀止痛。方中吴茱萸、小茴香、生姜温经散寒；鹿角胶温补肾阳；当归、川芎、桃仁、红花养血活血，化瘀止痛；党参、红枣、炙甘草健脾和中；延胡索理气止痛。本方能温能散，能补能化，又有止痛之功效，对于寒凝血瘀型痛经有很好的疗效。

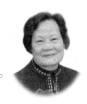

病例 2：黄某，女，35 岁，已婚，2004 年 8 月 9 日初诊。

主诉：周期性腰腹疼痛两年。

现病史：患者自诉两年来每于月经将干净时即出现小腹坠胀疼痛，伴腰酸，肛门坠胀感，痛时坐卧难安，无发热恶寒、恶心呕吐等，持续 1～2 小时后自然缓解，曾在院外用中药治疗，效不佳。平时月经量少，质稀，经色暗淡，月经周期尚正常，行经 5～6 天干净，末次月经 2004 年 7 月 18 日。刻诊：头晕耳鸣，腰膝酸软，有时足跟痛，舌苔薄白，脉细弱。妇科检查：外阴发育正常，阴道通畅，白带量少，质稀，宫颈光滑，子宫后位，常大，无压痛，双附件无压痛，未及包块。B 超提示：子宫大小正常，宫内回声均匀，双侧附件未见明显异常。

诊断：痛经（肝肾亏虚型）。

治法：补肾养肝，调经止痛。

处方：调肝汤加减。

熟地黄 15g，山茱萸 10g，白芍 10g，艾叶 9g，阿胶 10g（烊化），益母草 15g，延胡索 10g，当归 10g，巴戟天 10g，山药 15g，甘草 5g，菟丝子 10g。7 剂，日 1 剂，水煎服。

2004 年 8 月 23 日二诊：患者诉于 2004 年 8 月 15 日月经来潮，经量较前稍增，色较鲜，经净时及经后未见腰腹疼痛及肛门坠胀感。予上方继续调治半个月，经后腰腹疼痛等症消失，月经色质正常。

按：本例患者痛在经将净时，显然是虚性痛经，除腹痛外还伴腰酸、肛门坠胀感，平时头晕耳鸣、腰膝酸软及足跟痛，辨证为肝肾亏虚型痛经无疑，补肾养肝、调经止痛也是正治之法。方中熟地黄、山茱萸补肾养肝，白芍、阿胶、当归滋阴养血以柔肝，山药健脾和中以益生化之源，巴戟天、菟丝子温补肾阳，艾叶温暖胞宫以止痛，益母草化瘀止痛，延胡索疏肝理气以止痛。全方以补肝肾为主，补中有通有化，故疼痛解除。

闭经（附：卵巢早衰）

闭经是指女子年逾 16 周岁月经尚未来潮，或月经周期建立后又中断 6 个月以上。前者称为"原发性闭经"，后者称为"继发性闭经"，临床上以继发性闭经为多见。

【病因病机】

闭经最早记载于《素问·阴阳别论》，被称为"女子不月"，也称"月事不来""经水断绝""血枯"等。其发病原因不外虚、实两种，虚证与肾虚、脾虚、气血不足有关，而实证则与痰湿、感受寒邪及情志失调有关，其中常见的有肾气虚型和痰湿型。中医学理论认为，月经具有周期性、节律性，是女性生殖生理过程中肾阴和肾阳消长、气血盈亏规律变化的体现。月经具有行经期、经后期、经间期、经前期 4 个不同时期的生理节律，形成月经周期。在月经周期中，由于肾气的主导和天癸的调节，冲任通盛，气血调和，作用于胞宫，调控子宫依时下血，成为月经。其中，经后期血海空虚，肾阴增长，阴中有阳，此时表现为藏而不泻；经间期，是肾之阴精发展到重阴转阳的转化时期；经前期，是肾阳增长，阳中有阴，肾阴阳平衡中阳的功能渐趋充旺的时期；行经期是"重阳则开"阶段，阳气在转化中推动经血的排出，子宫表现为"泻而不藏"，除旧生新，血海满而溢泻而为月经，出现新的周期。

【治疗方法】

根据上述病机，结合月经周期中在经后期、经间期、经前期、行经期等不同时期的肾中阴阳转化消长节律和气血盈亏变化的规律，陈慧侬教授采用周期性用药的治疗方法，具体的治疗原则及方药如下。

1. 周期治疗

（1）经前期

此期为阴盛阳生阶段，以补肾阳为主，辅以活血调经，以二仙汤合右归丸为主方。

（2）行经期

此期子宫泻而不藏，排出经血，以养血行气调经为主，方用桃红四物汤为主方。

（3）经后期

此期血海空虚渐复，子宫藏而不泻，呈现阴长的动态变化，故以滋阴养血为主，方用左归丸合四物汤为主方。

（4）经间期

此期为阴阳转化时期，故阴阳双补，方用二仙汤和左归丸为主方。

临证加减：气滞血瘀者加郁金、茜草、益母草以理气活血，祛瘀通经；痰湿阻滞者加苍术、香附、半夏、陈皮、茯苓、胆南星、白术以健脾化痰，活血调经。

上述四期用药为一个周期，若月经来潮则进入巩固疗效周期治疗；若仍不行经，应重复下一个周期治疗，按经前期、行经期、经后期、经间期顺序周期循环用药。

2. 巩固治疗

经治疗后月经恢复正常或月经来潮但周期仍未正常者，均应巩固治疗，以防病情反复。巩固治疗阶段均按上述周期治疗的治法方药及临证加减进行，一般以 3～6 个周期为宜。

【典型病例】

病例 1：李某，女，28 岁，已婚，2006 年 5 月 14 日初诊。主诉：月经停闭 6 年。

现病史：患者 17 岁月经初潮，周期尚准，经量正常，21 岁始月经周期延后，经量减少渐至停闭，至今 6 年。6 年来月经不能自主来潮，每次需肌注黄体酮针方来潮，曾多方治疗无效。患者诉常感腰腿酸软，头晕耳鸣，倦怠乏力，夜尿频多，舌淡，苔薄白，脉沉细。性激素检测：促卵泡生成激素（FSH）9.66mIU/mL，促黄体生成激素（LH）30mIU/mL，睾酮（T）98ng/dL，LH 升高，且 LH/FSH>3。B 超提示：双侧卵巢多个小卵泡（大于 10 个），无优势卵泡。

诊断：闭经（肾气亏虚型）。

处方：嘱停用西药治疗，采用上述中药周期性调理，按经前期用药。

鹿角胶 10g（烊化），淫羊藿 10g，仙茅 10g，紫河车 10g，巴戟天 10g，菟丝子 10g，山茱萸 10g，牛膝 10g，当归身 10g，川芎 10g，皂角刺 10g，甘草 5g。7 剂，水煎服，日 1 剂。

2006 年 5 月 20 日二诊：服上药至第 6 剂时月经来潮，量少，色稍暗，无明显腰酸腹痛等症，舌淡，苔薄白，脉沉细。

治法：养血行气调经。

处方：桃红四物汤加减。

当归 10g，川芎 10g，白芍 10g，熟地黄 15g，桃仁 10g，红花 5g，桂枝 10g。5 剂，水煎服，日 1 剂。

2006 年 5 月 25 日三诊：月经基本干净。

治法：滋阴养血调经。

处方：左归丸合四物汤加减。

鹿角胶 10g（烊化），菟丝子 10g，枸杞子 10g，牛膝 10g，龟板 10g，山药 15g，山茱萸 10g，熟地黄 15g，当归 10g，川芎 10g，白术 10g，党参 10g。10 剂，水煎服，日 1 剂。

2006 年 6 月 4 日四诊：患者诉阴道分泌物增多，应进入排卵期。

治法：阴阳双补。

处方：二仙汤合左归丸加减。

鹿角胶 10g（烊化），菟丝子 10g，枸杞子 10g，牛膝 10g，龟板 10g，山药 15g，山茱萸 10g，熟地黄 15g，仙茅

陈慧侬

10g，淫羊藿 10g，当归 10g，益母草 15g。4 剂，水煎服，日 1 剂。

此后按上述月经周期重复给药，连续治疗 3 个月并停药观察 3 个月，月经均按期来潮，复查性激素六项示各项正常，排卵期 B 超监测有优势卵泡。随访两年月经正常，正常受孕并分娩一健康婴儿。

按：陈慧侬教授用中药治疗闭经，除了按周期治疗的特点外，还有以下几个特色：①使用动物类药。即用血肉有情之品。其效力更强，达到事半功倍的效果，如紫河车、鹿角胶、鹿角霜、龟板、鳖甲等。②辨证虚多实少。陈慧侬教授认为，妇女有月经、带下、妊娠、产育、哺乳等生理特点，这些生理均与肝、脾、肾相关，这就决定了肝、脾、肾容易受损。所以，肝、脾、肾虚，气血阴阳不足，冲任失调而引起月经停闭为多见，故以调补肝脾肾、调和气血阴阳为法。③认为久虚必滞。所以，在补气血、调阴阳的同时，适当活血化瘀，使人体阴阳调和，气血充足，运行通畅，经血自调。④重视辨病与辨证相结合，疗效更佳。例如，对于闭经合并高催乳素血症的患者，认为乃肝气不舒，肝郁横脾，脾失健运，气血生化乏源而致，故用谷芽、柴胡、白芍以疏肝柔肝、健脾消食、降催乳素，每用即效。

病例 2：覃某，女，33 岁，2005 年 5 月 24 日初诊。

主诉：月经后期 10 余年，未避孕未怀孕 3 年多，停经 7 个月余。

现病史：患者 16 岁月经初潮，自初潮始，月经每 40

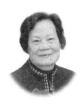

天～6个月一潮，曾长期服用中药及性激素类药物调节月经，用药时月经情况稍好，停药则月经又不来潮。近1年来月经量逐渐减少，经色鲜红，夹血块，5～7天净，经前乳房小腹胀痛，行经期小腹坠胀不适。结婚3年余，未避孕未受孕，末次月经2004年10月20日，孕0产0。个人史、家族史无特殊可参。刻诊：停经7个月余，带下量中，色白，纳寐可，二便调，舌淡红，苔薄白，脉细。B超提示：子宫稍小，子宫内膜厚0.5cm。性激素测定：黄体生成素4.1mIU/mL，卵泡刺激素9.7mIU/mL，雌二醇132mIU/mL，泌乳素6.6mIU/mL，孕酮0.5mIU/mL，睾酮44mIU/mL。妇科检查：外阴无殊，阴道通畅，分泌物量中，色白，宫颈光滑，宫体后位，稍小，质地中等，活动度正常，无压痛，两侧附件未触及异常。

诊断：闭经（肝肾不足型）。

治法：补肝益肾调经。

处方：肾气丸加味。

鹿角胶10g（烊化），桂枝3g，熟地黄15g，山茱萸12g，怀山药15g，茯苓10g，牡丹皮9g，泽泻10g，菟丝子15g，淫羊藿12g，紫河车10g，何首乌15g。10剂，水煎服，日1剂。

2005年6月4日二诊：月经仍未来潮，余无不适，舌脉如上。中药守上方7剂，水煎服，日1剂。

2005年6月11日三诊：患者诉偶有下腹坠胀感，带下稍有增多，纳寐可，二便调，舌淡红，苔薄白，脉细。中药守上方，去牡丹皮、泽泻、桂枝，加丹参15g、鸡血藤

30g、川牛膝 30g。7 剂，水煎服，日 1 剂。

2005 年 6 月 19 日四诊：月经 6 月 17 日来潮，经量少，色淡红，今日经量增多，色稍红，下腹胀痛，舌脉如上。

治法：养血活血调经。

处方：桃红四物汤加味。

当归 10g，炒白芍 15g，川芎 10g，熟地黄 15g，白术 10g，益母草 15g，香附 10g，桃仁 10g，红花 5g，菟丝子 15g，桑寄生 15g。7 剂，水煎服，日 1 剂。

遵循以上方法调理治疗近两年，患者于 2007 年 3 月妊娠。

按：本例患者从初潮伊始即月经衍期、闭经，子宫发育偏小，就诊时虽停经 7 个月余，但子宫内膜仍只有 0.5cm 厚。患者除月经不来潮之外，并无明显异常的临床表现，辨证论治也存在困难，分析病证当属先天不足、乙癸乏源。当子宫内膜尚未达到来经之前的厚度，可以先作为虚证论治，暂时用补气血、益肝肾的方法治疗，故用肾气丸加菟丝子、淫羊藿、巴戟天、何首乌补益肝肾。三诊时预料胞宫将近充盈，再用肾气丸加丹参、鸡血藤、川牛膝以攻补兼施，活血催经。待月经来潮之后，又改用桃红四物汤加味以畅流。正如张景岳所云："欲其不枯，无如养营；欲以通之，无如充之。但使雪消则春水自来，血盈则经脉自至，源泉滚滚，又孰有能阻之者。"

陈慧侬教授临床治疗闭经时，除了结合月经周期中各期的生理特点，采用中药序贯疗法治疗外，还常采用辨证

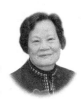

与辨病相结合的方法。首先，了解患者的既往月经及治疗情况，查性激素水平和子宫发育情况，了解患者的性腺轴功能。若黄体生成激素（LH）、卵泡刺激素（FSH）、雌二醇（E2）水平低下，子宫内膜薄，则重用紫河车、鹿角胶、淫羊藿、桑寄生、女贞子等补益精血之品，必要时配合小剂量雌激素以调整性腺轴功能。若催乳激素（PRL）升高，则重用炒麦芽、白芍等疏肝柔肝之品，降低催乳素水平。若形体肥胖，为痰湿内盛之体质，则重用化痰祛湿的苍术、白术、半夏、陈皮、薏苡仁等。若睾酮（T）值升高，则加用泻肝的龙胆草、夏枯草等。若LH/FSH升高，B超检查提示多囊卵巢改变，或伴有PRL、T值升高，则诊断考虑为多囊卵巢综合征，治疗重视温肾化痰，用药需在补肾基础上，加用炮附子、干姜、肉桂等温补脾肾，以及白术、茯苓、胆南星等健脾豁痰之品。目前社会竞争加剧，妇女面临的压力也日益增大，长期精神紧张可对大脑皮层形成一定的抑制作用而导致闭经。陈慧侬教授在临床每遇此类患者，常进行积极的心理疏导，劝导患者调整心态和作息时间，适度休息，参加体育活动，做到张弛有度。同时强调患者应注意调节饮食，不可偏食，不节食，避免由于节食或服用减肥药而致闭经。

附：卵巢早衰

卵巢早衰通常是指女性40岁之前闭经，伴随持续的卵泡刺激素水平升高和雌激素水平下降，卵巢状态与正常绝经后相似。本病发生率约为1%，不仅增加患者身体和精神

陈慧侬

上的痛苦，严重影响其生存质量，而且近年来临床上本病有逐渐增加的趋势，因此引起了广泛关注。

【病因病机】

中医学没有卵巢早衰的病名，依据其临床表现，可归属于中医学中"血枯""闭经""不孕""绝经前后诸证"等病的范畴。陈慧侬教授认为，其发病多为肾虚所致，肾主藏精，既藏先天之精，又藏后天之精，肾精所化之肾气主宰着天癸的至竭与月经的潮止。《傅青主女科》明确提到"经水出诸肾"，《医学正传·妇人科》也言："经水全借肾水施化，肾水既乏，则经血日益干涸。"目前发病原因多为多次堕胎小产，或口服药物流产后又行清宫手术，或无痛人工流产后继发盆腔炎症，以致子宫、胞脉直接受到损伤。"胞脉系于肾"，冲任二脉受损，血海不盈，肾精匮乏，肾气不足，天癸虽至，但冲任失于充养，无以化为经血，乃致经水渐少直至闭经。临床可见到患者行妇科宫腔手术或药物流产后的一段时间，月经出现紊乱，周期错后，经量渐减甚至点滴即净，最终发展到闭经。可伴形体消瘦，毛发不润，面色不华，面颊褐斑，腰酸腿软，头晕耳鸣，舌淡红，苔少，脉沉弱或细涩等，以上诸症皆为肾虚表现。也可见虚实夹杂者，或肝肾两虚，或肾虚肝郁，或肾虚血虚，或肾虚血瘀，或肾虚湿滞。所以，卵巢早衰的发病与肾虚密切相关。

【治疗方法】

根据卵巢早衰的发病机理，陈慧侬教授治疗卵巢功能早衰采取补肾治本之法，使肾精充裕，冲任得养，血海旺盛，佐以养肝、疏肝、养血、滋阴、健脾、化瘀、利湿等，使临床诸症缓解而月事得以来潮，并进一步促进卵巢功能恢复及排卵，进而促使不孕妇女受孕。陈慧侬教授常采用《金匮要略》的温经汤加减治疗，药用当归、川芎、白芍、枸杞子、菟丝子、吴茱萸、淫羊藿、补骨脂、人参、阿胶、制半夏、生姜、鹿角霜、紫河车。善太息、心烦易怒者，加柴胡、郁金、香附等疏肝理气；潮热汗出、五心烦热者，加地骨皮、青蒿、生地黄等；面色㿠白、少气无力、精神差者，加黄芪、白术等；面颊褐斑重、舌质紫暗有瘀斑者，加丹参、泽兰等活血化瘀消斑。同时，陈慧侬教授在诊治卵巢早衰患者时注重病证结合，进行相关辅助检查，如妇科检查、B超、内分泌激素测定等，以判定病情的轻重。治疗中嘱患者坚持测定基础体温（BBT），观察卵巢功能恢复情况，以全面把握病情，准确诊断，使治疗效果确切。

【典型病例】

王某，女，31岁，已婚，2005年5月20日初诊。

主诉：月经停闭1年。

现病史：患者自诉3年前顺产一女婴，产后哺乳6个月，此后月经恢复，但月经错后，开始2～3个月一行，后来逐渐发展为半年一行，甚至不能自主行经，现月经停闭已1年。既往月经规律，14岁初潮，周期26～28天，经期3～5天，量中等，色暗红，无经行腹痛，孕3产1。查体：面色晦暗，精神较差，形体偏瘦，头发焦枯无光泽，食纳、二便尚正常，夜寐可，舌淡红，苔薄白，脉弦细。妇科查体：外阴已婚未产型，阴道畅，分泌物少，宫颈光滑，宫体后位，常大，质软，活动度可，左侧附件增厚，右侧未触及异常。B超提示：子宫后位，大小正常，双侧卵巢未见异常。性激素检查：促卵泡成熟激素（FSH）98.73mIU/mL，促黄体生成激素（LH）60.48mIU/mL，垂体泌乳素（PRL）l8.51ng/mL，雌二醇（E2）19.27pg/mL，孕酮（P）0.14ng/mL，睾酮（T）24.39ng/dL。

诊断：卵巢早衰（肾精亏损、冲任气血衰少型）。

治法：温经活血，补益冲任。

处方：温经汤加味。

当归10g，川芎10g，白芍10g，枸杞子12g，菟丝子20g，吴茱萸5g，淫羊藿10g，补骨脂10g，人参10g，阿胶10g（烊化），制半夏10g，生姜10g，紫河车10g，鹿角霜10g。先服14剂，并嘱测基础体温观察。

服药后患者精神好转，白带增多，适时加入益母草、川牛膝等活血引血下行之品。两个月后患者月经复潮，效不更方，继用原方按照子宫生理藏泻时段，进行加减调整药物。服药半年月事渐转规律，基础体温出现双相。

按：《金匮要略》的温经汤又称大温经汤。温经汤之主治前贤多有论述，例如曹颖甫在《金匮要略发微》中指出："此为调经统治之方，凡久不受胎，经来先期后期，或经行腹

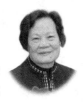

痛，或见紫黑，或淡如黄浊之水，施治无不愈者。"《医宗金鉴》谓："凡胞中虚寒，一切经病，皆因经水来多，胞虚受寒所致，或因受寒过期不行，小腹冷痛者，宜大温经汤。"可见，温经汤的主治及功效颇多，尤其在调经方面疗效非凡。本方吴茱萸、鹿角霜、生姜暖宫，当归、川芎、白芍、阿胶和营祛瘀，制半夏和胃降逆，人参补益中气，枸杞子、菟丝子、淫羊藿、补骨脂、紫河车补肾生精。本方配伍严谨，药多而不杂，具有温经散寒而不燥、活血化瘀而不峻、补益冲任而不滞等特点及综合功能，因方证相配，故取良效。

崩　漏

崩漏是指月经周期、经期、经量严重失常的一种月经病，主要表现为经血非时而下，或量多如注，或淋漓不净，或二者交替出现，是妇科常见的急、重、难病证。

【病因病机】

历代医家对崩漏病因和病机的论述不断深化，《医宗金鉴》总括崩漏为："淋沥不断名为漏，忽然大下谓之崩。""崩"首见于《素问·阴阳别论》："阴虚阳搏谓之崩。"汉代《金匮要略·妇人妊娠病脉证并治》曰："妇人宿有癥病，经断未及三月，而得漏下不止……其癥不去故也，当下其癥，桂枝茯苓丸主之。"书中还指出："妇人年五十，病下利数十日不止……温经汤主之。"隋代《诸病源候论》首列"漏下候""崩中候""崩中漏下候"，并指出是本病由于

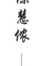

"劳伤气血"或"脏腑损伤",致"冲任二脉虚损"而"不能制约经血"。宋代《妇人大全良方》多处合称"崩漏"。金元时期《兰室秘藏》论崩主脾肾之虚:"妇人血崩,是肾水阴虚,不能镇守胞络相火,故血走而崩也。"明清医家对崩漏的认识较深刻,《傅青主女科》曰:"冲脉太热而血即沸,血崩之为病,正冲脉之太热也。"

崩漏的病机主要是冲任损伤不能制约经血,使子宫藏泻失常。从脏腑论,肾、脾、肝功能失调是主要病因,因肾失封藏、脾不统血、肝不藏血而致崩漏。经本于肾,胞脉系于肾,而经血正是出自胞宫,故肾虚是引起崩漏的根本原因。就气血而论,不外气虚下陷、血失统摄、血热妄行,或瘀血阻滞、血失故道,可概括为"热""瘀""虚",三者或单独成因,或夹杂成因,或互为因果。

【治疗方法】

关于崩漏的治疗,《丹溪心法附余》中早就提出"初用止血以塞其流,中用清热凉血以澄其源,末用补血以还其旧"的治疗法则,后世医家继承并发展了"塞流""澄源""复旧"治崩漏三法的内涵,推陈出新。数百年来,其一直被医界奉为治疗崩漏之圭臬。陈慧侬教授在临床实践中,既遵昔贤之旨,又不为其所泥,收效甚捷。

(一)关于治崩三法

1. 塞流

塞流即止血,用于暴崩之际,这是急则治标法。止血常采用固气止血、固涩止血、求因止血等法。因气为血之帅，血为气之母，气血相互资生、相互依存，失血过多必致气虚，气虚统摄无权，更致出血增多。暴崩下血，气无所依，致气随血脱，故在止血时，必须注意补气，多用升提固涩之品，以固气摄血、收敛止血。

2. 澄源

澄源即正本清源，也就是求因治本，这是治疗崩漏的重要阶段。一般在经血减少后，紧接着就要审证求因，辨证施治。一般情况下，塞流和澄源二法同步进行。

3. 复旧

复旧即调理善后，是巩固崩漏治疗的关键。经血止后，以调理月经周期，达到月经正常或（并）有正常排卵为根本。调理月经周期必须重视肾、肝、脾三脏的功能，多采用补肾、调肝、健脾之法，使肾、肝、脾三脏与冲任二脉及胞宫相互协调，重建月经周期，崩漏才能彻底治愈。

治崩三法各不相同，又不可截然分开，必须灵活运用。塞流需澄源，澄源当固本，复旧要求因，三法互为前提，相互为用，各有侧重，但均贯穿辨证求因精神。

（二）辨证治疗

1. 脾肾两虚证

证候特点：暴崩下血或淋漓不断，色淡质薄，过劳则甚，头晕目眩，神疲乏力，腰部酸胀，心悸气短，面色苍白、萎黄或虚浮，四肢不温，纳呆，舌淡体胖嫩或有齿印，苔白，脉沉细，尺脉弱。

治法：健脾益气，补肾固冲。

处方：固本止崩汤合安奠二天汤加减。

人参，白术，黄芪，熟地黄，当归，黑姜（固本止崩汤）。

党参，熟地黄，白术，山药，山茱萸，杜仲，枸杞子，扁豆，炙甘草（安奠二天汤）。

2. 血热证

证候特点：出血量多，色鲜红，质黏稠，面颊潮红，咽干口燥，心烦少寐，神疲乏力，小便黄少，大便干结，舌质红，苔黄或少苔，脉数。

治法：养阴清热，固冲止血。

处方：清热固经汤加减。

黄芩，焦栀子，生地黄，地骨皮，地榆，藕节，陈棕炭，阿胶，龟甲，牡蛎，生甘草。

3. 气滞血瘀证

证候特点：出血量多或淋漓不断，或因情绪改变突然暴下，色紫暗，夹血块，行经不畅，乳房胀痛，少腹疼痛或胀满，块下痛减，性情烦躁易怒，舌质紫暗，边有瘀斑，苔薄白，脉弦涩。

治法：活血化瘀，行气止血。

处方：逐瘀止血汤加减。

生地黄，大黄，牡丹皮，赤芍，当归尾，枳壳，龟甲，桃仁。

（三）不同年龄段治疗侧重点的区别

崩漏的发生与肝、脾、肾三脏的关系最为密切，但女性在不同的年龄阶段有着不同的生理病理特点，故在治疗上的侧重点不一样。临证掌握这些特点进行治疗，可以更加切合病情，提高疗效。

1. 青春期崩漏

青春期女子肾气未充，肾精未实，天癸初至，冲任未盛，往往因肾虚封藏失职、冲任不固而导致崩漏。所以，青春期的治疗侧重点是补肾为主，兼以健脾。

2. 育龄期崩漏

育龄期女性多因产育影响，加之工作、学习、生活压力大，心理因素复杂，多因情志不遂，肝气久郁化热，肝血亏耗，穷必及肾，肝肾精血虚损而导致崩漏。所以，治疗重点应为调理肝或脾。因"肝为藏血之脏，脾为统血之所"，肝虚则血不藏，脾虚则血不统，导致肝脾功能失调，统摄无权而致崩漏。所以，此期的治疗侧重点是调肝健脾，止血调经。血止后宜滋肾养肝，调理气血，建立正常的月经周期，恢复排卵。

3. 绝经期崩漏

女性到"七七"之年，肾气衰，天癸竭，肾虚固然是发病之根本，但同时此期先天已衰，需赖后天水谷以滋养，脾虚亦是导致肾虚的重要原因。所以，绝经期崩漏的治疗侧重点是治脾为主，兼以补肾。此年龄段的患者复旧的重点要调理脾、肾、心、肝，稳定心理，舒畅情怀，巩固疗

陈慧侬

效，保证顺利绝经。

（四）临床用药注意

1. 活血化瘀药的使用问题

临床有"久漏必瘀"之说，崩漏在未止血前都有瘀，故凡未止血之前均可适当化瘀。

2. 收涩药的使用问题

除大出血必须迅速止血治标外，一般不宜过早使用收涩药，以免留瘀。

3. 辨证地使用止血药

（1）凉血止血药

大蓟、小蓟、地榆、白茅根、紫草等。

（2）温经止血药

炒艾叶、炮姜炭、肉桂等。

（3）化瘀止血药

三七、益母草、茜根炭等。

（4）固涩止血药

牡蛎、龙骨、乌贼骨等。

（5）养血止血药

阿胶、鹿角胶、龟板胶等。

（6）收涩止血药

仙鹤草、金樱子、棕榈炭等。

（7）益气止血药

人参、黄芪、山药等。

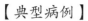

【典型病例】

病例1：李某，女，15岁，2006年6月17日初诊。

主诉：月经紊乱两年，阴道流血20余天。

现病史：患者13岁月经初潮，自初潮以来，月经20～60天一潮，经期3～30天不等，经量时多如崩，时点滴而下，量多时色鲜红，量少时色暗，均夹血块，偶有下腹隐痛不适。曾治疗，效果欠佳，影响患者上学及生活。此次月经2006年5月25日来潮，初始量少，色暗红，第5天开始量增多，色鲜红，夹较多血块。量多4天后，阴道流血量逐渐减少，但淋漓不断至今未净，色暗红，质稠，时夹小血块。自觉头晕，乏力，心烦，夜寐不宁，注意力不集中，时感腰酸，脚跟痛，偶有小腹胀痛，纳差，二便调，舌质红，苔少，脉细数。未婚，否认性生活史。

诊断：崩漏（肾虚兼血瘀型）。

治法：补肾化瘀止血。

处方：左归丸合二至丸加减。

墨旱莲10g，熟地黄15g，山茱萸10g，山药15g，菟丝子15g，鹿角胶15g，女贞子10g，五灵脂10g，蒲黄10g，益母草10g，岗稔根10g。两剂，水煎服，日1剂。

2006年6月19日二诊：出血未停止，量少，色红，无血块，无腹痛，舌脉同前。上方去蒲黄，加蒲黄炭15g。两剂，水煎服，日1剂。

2006年6月21日三诊：出血停止，仍有头晕乏力，夜眠不实，舌质淡红，苔白少，脉细。上方去五灵脂、蒲黄

73

炭、益母草、岗稔根、墨旱莲，加黄芪 20g、白术 10g、砂仁 6g、党参 15g、桑寄生 15g。10 剂，水煎服，日 1 剂。

2006 年 7 月 10 日四诊：月经来潮第 2 天，出血量少，色暗红，少许血块，偶有腰酸乏力，下腹隐痛，余无不适，舌质淡红，苔白，脉沉细。予四物汤加减，药用当归 10g、白芍 15g、山药 15g、川芎 10g、菟丝子 20g、熟地黄 10g、益母草 10g、川续断 20g、女贞子 10g。5 剂，水煎服，日 1 剂。

2006 年 7 月 16 日五诊：上药已服，月经基本干净，无不适。继续予左归丸加减补肾健脾调经。药用熟地黄 15g，山茱萸 10g，山药 15g，菟丝子 15g，鹿角胶 15g，女贞子 10g，黄芪 20g，白术 10g，砂仁 6g，党参 15g，桑寄生 15g，香附 9g。10 剂，水煎服，日 1 剂。

2006 年 8 月 5 日六诊：月经今日来潮，量中，予四诊方加减。

患者循上法连续用药 3 个月经周期，随访至今未见不规则出血症状。

按：崩漏是指经血非时暴下不止或淋漓不尽，前者谓之崩中，后者谓之漏下。崩与漏的出血情况虽不同，然二者常交替出现，且其病因病机基本一致，是妇科常见病，也是疑难急重病证。女子以血为本，血证中尤以血崩最为凶险，明代徐春甫《古今医统》有"妇女崩漏，最为大病"之说，历来医家遇之棘手。崩漏是由于肾－天癸－冲任－胞宫生殖轴的严重紊乱，引起月经的周期、经期、经量的严重失调，即西医妇科学中的功能失调性子宫出血。陈慧

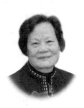

侬教授在治疗崩漏方面思路独特，立足中西医理论，将年龄分期与中医辨证论治结合，在治疗青春期、更年期崩漏方面经验颇丰。陈慧侬教授认为，青春期崩漏患者的病机关键在于少女肾气未盛，天癸未充，故采用的治疗方法以补肾为先，提出"崩漏出血期固冲止血以塞其流，非出血期滋阴补肾、调理冲任以澄其源"的治疗大法。该患者年龄15岁，由于肾气未盛、天癸未充导致崩漏。因久病必瘀，久病必虚，在治疗上陈慧侬教授以左归丸、二至丸滋补肾阴为主，兼活血化瘀，最终临床收效显著。陈慧侬教授对药物的运用可谓独具匠心，惟妙惟肖，深识其真谛。

病例2：罗某，女，47岁，已婚，2006年10月30日就诊。

主诉：月经紊乱1年余，阴道流血42天，量多3天。

现病史：患者14岁初潮，月经规则，32天一行，6天干净，无痛经。2005年2月开始出现月经紊乱，月经周期10天～3个月，经期2～30天，经量时多时少。患者去年曾因流血时间长，导致中度贫血在当地医院住院，予输血、诊断性刮宫、妇康片内服止血调周等诊疗措施，月经正常4个月，而后又出现上症。此次阴道流血始于2006年9月18日，月经来潮前已停经近两个月，初始量少，后量少和量中交替出现，持续不净，曾自服葆宫止血颗粒、益母草颗粒、经带宁等药物，未效。3天前阴道流血量增多，动则如注，色淡红，夹血块，伴头晕，于今日来诊。症见：阴道流血量多，色淡红，较多血块，下腹隐痛，腰膝酸软，神疲肢倦，头晕乏力，气短懒言，四肢不温，面色淡黄，不思饮食，夜眠良好，二便正常，舌淡胖，苔薄白，脉缓弱。血常规：血红蛋白81g/L。B超提示：子宫后位，大小5.8cm×4.4cm×4.1cm，肌层回声均匀，内膜线清晰，厚0.8cm，双附件未见异常。

诊断：崩漏（脾肾两虚夹瘀型）。

治法：健脾补肾，活血止血。

处方：安冲汤加减。

白术10g，黄芪25g，生龙骨20g，生牡蛎20g，白芍10g，海螵蛸10g，川续断15g，杜仲10g，菟丝子10g，鹿角胶15g，益母草10g，生蒲黄10g，五灵脂10g，三七末2g（冲），高丽参20g（另煎）。两剂，水煎服，日1剂。

2006年11月1日二诊：服两剂药后，阴道流血量明显减少，上方去三七、生蒲黄，加蒲黄炭10g。3剂，水煎服，日1剂。

2006年11月4日三诊：阴道流血已净，仍腰酸，神疲乏力，四肢不温，不思饮食，畏寒，眠可，小便正常，大便稍溏，舌淡胖，苔薄白，脉细弱。予归脾汤加减。药用党参20g，白术10g，炙甘草6g，茯苓10g，当归10g，黄芪20g，远志10g，红枣10g，龙眼肉10g，川续断10g，桑寄生15g，鹿角霜10g，酸枣仁10g。10剂，水煎服，日1剂。

2006年11月14日四诊：药后诸症大减，继续上方。7剂，水煎服，日1剂。

2006年11月20日五诊：月经于昨日来潮，量中，色淡红，少许血块，无腹痛。予四物汤加减。药用当归10g，

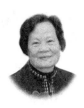

白芍 15g，山药 15g，川芎 10g，菟丝子 20g，熟地黄 10g，益母草 10g，川续断 20g，党参 20g，白术 10g，炙甘草 6g，砂仁 6g。5 剂，水煎服，日 1 剂。

患者服上药后，月经干净，再按以上方案调理，月经周期逐渐延长，量逐渐减少，1 年多后月经停闭。

按：《河间六书》提出，崩漏的治疗要青年重在治肾、中年重在治肝、老年重在治脾。围绝经期崩漏是由于患者年近"七七"，天癸竭，先天肾气已衰，封藏失守，冲任不固而引起。脾为后天之本，脾气旺盛，生化有源，则先天得后天之养，肾气可固，故健脾养血、益气固本乃根本治法。陈慧侬教授对于围绝经期崩漏患者喜用安冲汤，该方出自张锡纯所著的《医学衷中参西录》，原方组成为白术、黄芪、生龙骨、生牡蛎、生地黄、白芍、海螵蛸、茜草、川续断。书中云："治妇女经水行时多而且久，过期不止或不时漏下。"本方对经血非时而下，量多或淋漓不断的脾肾两虚者，用之有确切的疗效。方中黄芪性温，味微甘，能补气，兼能升气，具有补气升提之功效；白术性温而燥，气香不窜，味苦、微甘、微辛，善补气健脾以统血。二药相合，共奏补气升提、统血之功效。龙骨味淡、微辛，性平，质最黏涩，具有翕收之力，有收敛元气、镇惊安神、固涩滑脱之效，其味微辛，收敛之中仍有开通之力，故《神农本草经》谓之主治"泄利，脓血，女子漏下……癥瘕坚结"。牡蛎味咸而涩，性微凉，功能收敛固涩。二药相合，收敛固涩且通瘀，以防收敛之药虽能止血于一时，但不能固其本而迅速复发。海螵蛸味咸而涩，性微温，能收

陈慧侬

敛止血；白芍味苦微酸，性凉多液，善滋阴养血，退热除烦。二药寓于补气药之中，体现出补气升提同时不忘养血之义。高丽参大补元气，生津止渴；杜仲、菟丝子、鹿角胶增加补肾阳之功；益母草、生蒲黄、五灵脂、三七末活血止血。全方共奏健脾补肾、补气固涩、化瘀止血之效。

治崩三法在临床上是不能截然分开的，常常结合使用，达到各有侧重、相辅相成、相互为用的效果。塞流止血以治其标，澄源求因以治其本，血止后要纠正机体阴阳偏盛偏衰，使阴平阳秘，崩漏再无复发。

绝经前后诸证

绝经前后诸证是指妇女在绝经前后出现一些与绝经期生理有关的症状，如烘热汗出、烦躁易怒、情志异常、心悸怔忡、失眠多梦、五心烦热、头晕耳鸣、皮肤感觉异常、浮肿便溏、倦怠乏力、腰脊酸软、记忆力减退或紊乱等。西医学称为围绝经期综合征，又称更年期综合征。据有关资料统计，80%的妇女在更年期出现症状，而其中只有15%的人主诉有症状并需治疗。

【病因病机】

关于本病的病因病机，多数学者认为是更年之时，肾气渐衰，精血日渐不足，肾之阴阳失调，导致脏腑功能失常所致。但由于肾气渐衰、精血不足而引起的瘀血，以及因此出现的顽固性症状，如头痛、心悸、失眠、肌肤麻木、情志异常等，却鲜为人们所重视。所以，陈慧侬教授认为肾虚血瘀是本病的主要病理。

本病的血瘀本于肾虚，而心失其制、肝失所养是继发于肾虚的血瘀产生因素。

1. 瘀血之本，本于肾虚

本病出现于绝经前后的特殊生理时期。《素问·上古天真论》指出："（女子）七七，任脉虚，太冲脉衰少，天癸竭，地道不通。"说明肾气渐衰、冲任脉衰少是围绝经的特殊生理状况。而《景岳全书》在论述肾之阴阳的功能时指出："五脏之阴气，非此不能滋。五脏之阳气，非此不能发。"肾气渐衰则失去对人体各脏腑、经络、组织的濡养和温煦，气血也因肾气渐衰而功能日趋紊乱，血之量、色、流动亦因此而改变，血滞成瘀，瘀血则由此生成。

肾水能化气，肾水不足则血瘀郁结。唐容川在《血证论》中明确指出"气生于肾水""气乃肾中水化之阳"。更年之时肾精不足，化气不利，气弱血行不力，滞结经脉，瘀血由生；精之不足而致血液稠结，血行障碍，瘀阻必生。所以，瘀血之本，本于肾虚，不论肾阴或肾阳衰弱，均可导致血滞成瘀。

2. 心失其制，血瘀为疾

心属火，肾属水，人体生理平衡应是水火相济、阴阳平衡。如若肾水不足，而致心火太盛，则火盛必灼津耗液，津血同源，津枯血必稠，液耗血必少，心主血脉，血稠或血少势必导致血液不能畅流于血脉，而瘀阻由生。

血生于心，心火为患，血瘀为疾。《血证论》在血的

79

生化中有"血者，火化之阴汁"和"血生于心火"的说法，指出"变化而赤""化而为血"乃是"心阳布其水化"的结果。书中又说："血色，火赤之色也，火者心之所主，化生血液，以濡周身。"因而心火之病变，可直接使血之量、质和血的循行发生改变，从而影响全身的濡养功能。心是制约血液的主要脏器，其制失约则血行障碍而成瘀。

3. 肝失所养，血滞成瘀

肾为癸水，肝为乙木，两者有母子相生的关系，故有"乙癸同源"之说。肾阴亏损，肝失柔养，失其疏达之性，则郁而阻滞；肾阳衰虚，肝木不发，肝气虚，血行无力而致血液不能畅行，血脉出现阻滞则血瘀。

肝藏血，肝对于血之治乱至关重要。肝藏血并内司相火，肝血足则火温而不烈，行三焦，达腠理，温养肌肉。如若肝血亏虚，则木火内燃，亢烈为害，致血不能藏。《血证论》曰："木气冲和条达，不致遏郁，则血脉得畅。设木郁为火，则血不和，火发为怒，则血横决，吐血错经，血痛诸症作焉。"

【治疗方法】

本病中瘀血的产生与肾、肝、心的功能失常关系密切，治法应为补肾益心调肝。然因该病普遍存在瘀血现象，故补肾益心调肝与活血祛瘀应同步进行。具体运用时应权衡其脏腑损伤的轻重及瘀血病变的多少，治以补肾益心调肝为主或活血化瘀为主，但均不能离开补肾之本而兼以活血化瘀的治法。

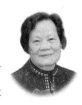

在临证时又需审视病之虚实、标本之间孰轻孰重而灵活处方。若肾阴虚则育阴化瘀，肾阳虚则补肾化瘀，瘀血重则化瘀补肾为治。化瘀有凉血化瘀、温通化瘀、行气化瘀、补气化瘀、益气养阴化瘀等方法。在药物应用方面，补肾阴用熟地黄、黄精、枸杞子、山药、紫河车；补肾阳需阴中求阳，以达肾水化气，阴足阳生，气行血行而瘀除的效果，可用上面补阴之品加巴戟天、菟丝子、覆盆子、鹿角霜、二仙汤等。肝郁气滞血瘀者，方选《医林改错》的血府逐瘀汤；肾阴亏虚，肝火横决者，当滋肾泻肝，方选六味地黄丸合龙胆泻肝汤；心火不足，化血衰少，瘀阻营卫者，方选黄芪桂枝五物汤或身痛逐瘀汤；肾水不济，心阴不足，心火过盛，津枯血稠，瘀阻经络者，当滋肾养心，方选二至丸合甘麦大枣汤。

【典型病例】

王某，女，48岁，已婚，2004年9月12日初诊。

主诉：经行胁痛1年余。

现病史：患者自诉1年多来常出现两胁疼痛，痛时呈针刺样，每遇经期加重，伴头痛，目眩，心悸，心神不宁，烘热但怕冷，汗自出，体倦无力，易惊，下肢浮肿，肌肤麻木，肤似蚁行，月经后期且量少，舌暗，苔薄白，脉细涩。长期服用谷维素、更年康、利眠灵等药，未见好转。曾于某省大医院行心电图、B超检查多脏器，均未发现实质性病变。妇科检查：未发现盆腔异常情况。

诊断：绝经前后诸证（心肾阳虚、瘀阻营卫型）。

治法：补肾益心阳，化瘀调营卫。

处方：黄芪桂枝五物汤加味。

黄芪 30g，生姜 10g，白芍 20g，大枣 10g，桂枝 12g，紫河车 12g，巴戟天 12g，炙甘草 5g，补骨脂 10g，乌药 5g，桃仁 15g，姜黄 10g。

服药 3 剂后诸症大减，继续调治半月告愈。

按：根据其证候，本病例属心肾阳虚，瘀阻营卫，营卫失调所致。绝经前后诸证常于 45 ～ 55 岁间发生，肾虚是本病的基础。肾为五脏六腑之本，肾阳不足，不能温煦五脏，致心肾阳虚，阳虚则推动无力，血行迟滞则血涩滞成瘀，瘀阻营卫之间，使营卫不和，故出现相应的临床症状。黄芪桂枝五物汤乃由桂枝汤加减化裁而来，清代名医郑钦安指出："桂枝汤一方，乃调和阴阳，澈上澈下，能内能外之方……不仅治伤风症，凡太阳经场面之病，皆可用得。"可见桂枝汤的用途广泛。因患者体倦乏力、自汗出，故选用黄芪桂枝五物汤加减治疗。方中桂枝辛温，能化太阳之气；生姜辛散，能宣一切滞机；桂枝与生姜同气相应，合甘草之甘，能调周身之阳气。又得芍药之苦平，大枣之甘平，苦与甘合，足以调周身之阴液，阴阳化合，二气流通。黄芪补中益气固表，巴戟天、补骨脂补肾温阳，紫河车滋肾阴以助阳生，乌药能温经散寒、行气止痛，桃仁活血化瘀，姜黄活血行气、通络止痛。治疗因切中病机，故疗效甚佳。

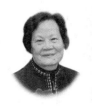

带下病

带下病是指带下量多，其色、质、气味异常并伴有局部瘙痒灼痛或腰酸腹痛等症状的疾病。带下病是妇科门诊最常见的疾病之一，是妇科"经、带、胎、产、杂"五大病中的一个。古人有"十女九带"的说法，证明本病的普遍性。临床统计，本病占妇科门诊总数的 40%～60%，可见其发病率之高。

【病因病机】

关于带下病的病因病机，陈慧侬教授认为其主要与湿邪有关。湿邪影响任、带二脉，以致任脉失固、带脉失约，正如《傅青主女科》云："夫带下俱是湿证。"湿又有内外之分，寒热之别。若因脾虚运化失健，水湿流注下焦，是为内湿带下；因经期或产褥期不注意卫生，湿毒之邪乘虚侵入胞宫，是为外湿带下；若脾肾阳虚，湿从寒化，则为寒湿带下；湿困日久，郁而化火，或肝经郁热夹湿下注，则为湿热带下。所以，临床上总离不开这 4 个证型：脾虚型、肾虚型、湿热下注型和湿毒蕴结型。虽然文献报道还有其他分型，如阴虚夹湿型、气滞血瘀型、痰湿壅塞型等，但主要还是以上 4 个证型。

【治疗方法】

治疗上，不管对于哪个证型，治湿是其关键，或健脾运湿，或补肾温阳除湿，或清热除湿等。若辨证属脾虚带下病，则以健脾益气、升阳除湿为主；若为肾虚带下病，则以温肾培元、固涩止带为主；若为肝经湿热所致，则治以清肝泻火、利湿止带；若为湿毒蕴结或湿热虫生所致，则治以清热解毒除湿。

【典型病例】

病例 1：黄某，女，29 岁，2003 年 7 月 22 日初诊。

主诉：带下量多 1 年。

现病史：患者自诉 1 年来带下量明显增多，色淡黄，质稠，如乳酪样，有异味，无阴痒，曾多次院外诊治无效。平素月经正常，现自觉体倦乏力，口淡纳差，面色㿠白，舌苔薄白，脉细。妇科检查：外阴（－），阴道通畅，无明显潮红，分泌物稍多，质稠，片状，宫颈光滑。白带常规检查示：M（－），T（－），WBC（+++），清洁度Ⅲ。

诊断：带下病（脾虚型）。

治法：升阳健脾除湿。

处方：完带汤加减。

柴胡 6g，山药 12g，白术 10g，荆芥 15g，苍术 10g，黄柏 12g，薏苡仁 10g，生党参 12g，甘草 5g，泽泻 10g，陈皮 5g，白芍 10g，车前草 10g。5 剂，日 1 剂，水煎服。

2003 年 7 月 29 日二诊：服上药毕，白带已明显减少，

他证亦减。守方加减再进 5 剂，白带量、色、质恢复正常，
诸症皆除。

按：本例的病机主要为脾虚运化失职，水湿流注下焦，使任脉不固、带脉失约而致本病的发生。完带汤正是为脾虚型带下病而设，方中党参、白术、山药、薏苡仁、甘草健脾益气，白术健脾阳，山药健脾阴，各药协同为君药；苍术、陈皮燥湿健脾，行气和胃；白芍柔肝；轻用柴胡稍佐疏肝解郁，并升阳除湿；荆芥入血分，祛风胜湿；车前草、泽泻利水渗湿。该方脾、胃、肝三经同治，寓补于散，补虚而不滞邪，以达健脾益气、升阳除湿止带之效。

病例 2：甘某，女，30 岁，2003 年 6 月 6 日初诊。

主诉：白带增多两年。

现病史：患者自诉两年前行中孕引产后即出现白带增多，色黄如脓，有臭味，伴外阴瘙痒。曾在院外就诊，查白带常规示：BV（＋），RBC（＋＋＋），脓球（＋），清洁度Ⅳ。经服抗生素及阴道纳药、冲洗等治疗，病情无明显好转。末次月经 2003 年 5 月 28 日，现月经干净 3 天，白带仍多，味质同前。患者自觉心烦不安，口干，小便短赤，大便燥结，舌质红，苔黄腻，脉滑数。妇科检查：外阴潮红，阴道通畅、充血，分泌物量多，色黄如脓，有异味，宫颈光滑，子宫前位，无压痛，双附件无压痛，未及包块。

诊断：带下病（湿热下注型）。

治法：清热除湿止带。

处方：止带汤加减。

黄柏 15g，猪苓 12g，茯苓 20g，泽泻 12g，栀子 5g，

牛膝 10g，茵陈 5g，赤芍 10g，牡丹皮 10g，车前子 10g，土茯苓 30g，苦参 10g。7 剂，日 1 剂，水煎服。

2003 年 6 月 13 日二诊：带下量明显减少，其他症状亦有减轻，舌质仍红，黄腻苔略退。嘱继续服上药 7 剂，水煎服。

2003 年 6 月 20 日三诊：患者诉白带已正常，无任何不适。以参苓白术散化裁，5 剂收功。

按：本例患者中孕引产后，在胞脉空虚、正气不足之时感受湿热邪毒，湿热蕴结于下，损伤任带二脉而致本病。治当以清热除湿止带为法，方选止带汤。方中猪苓、茯苓、泽泻、车前子、土茯苓利水渗湿止带；赤芍、牡丹皮清热，凉血活血；黄柏、栀子、茵陈、苦参泻热解毒，燥湿止带；牛膝利水通淋，引诸药下行。诸药合用，使热清湿除而带自除。

妊娠病

妊娠恶阻

妊娠恶阻指妊娠早期出现恶心呕吐，头晕倦怠，甚至食入即吐等症，亦称"阻病""子病""病儿"，西医学称为"妊娠剧吐"。若妊娠早期胃为胎气所阻，出现恶心、择食、头晕，或晨起偶有呕吐者，为早孕反应，是妊娠常见

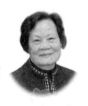

症状之一。一般3个月后早孕反应可不药而愈，故不属病态。所谓恶阻，是指呕吐剧烈，食入即吐，甚至呕吐胆汁及血性物，严重影响孕妇的身体健康，并有碍于胚胎发育的疾病。

【病因病机】

关于本病的病因病机，历代医家说法不一。隋代巢元方在《诸病源候论·恶阻候》中指出："此由妇人元本虚羸，血气不足，肾气又弱，兼当风饮冷太过，心下有痰水挟之，而有娠也。"提出素体不足，感受风冷，兼之有孕系本病的主要原因。朱丹溪说："凡孕二三月间，吐逆不食，或心中烦闷，此乃气血积聚以养胎元，精血内郁，秽浊之气上攻于胃。"认为本病由气血凝滞所致。陈良甫认为"胃气怯弱，中脘停痰"，主张本病由停痰积饮引起。《景岳全书·妇人规》云："凡恶阻多由胃虚气滞，然亦有素本不虚，而忽受胎妊，则冲任上壅，气不下行，故为呕逆等证。"清代《傅青主女科》认为是由于"肝血太燥"，"肝急则火动而逆也"。

中医学认为，妊娠以后阴血聚以养胎，冲脉之气较盛，影响气机的调达，如果因体质关系或受某些致病因素影响，导致冲气上逆、胃失和降则发生本病。本病常见的病因病机为脾胃虚弱和肝胃不和，以上两种证型若失治误治，均可导致气阴两虚的恶阻重症。

1.脾胃虚弱证

受孕以后，经血不泻，血聚子宫以养胎，子宫内实，

87

冲脉之气较盛。冲脉隶于阳明胃经,其气上逆可犯胃。胃气以和降为顺,若素体胃气虚则失于和降,反随冲气上逆而发为恶阻。

2. 肝胃不和证

孕后阴血聚以养胎,肝血不足,肝失所养,则肝气愈旺。若素性抑郁或因忿怒伤肝,肝气郁结,肝失疏泄,致使肝气夹冲气上逆犯胃而致恶阻。

3. 气阴两虚证

呕伤气,吐伤阴,若呕吐日久不治或治疗不当,浆水不进,脾胃俱伤,水谷精微难以输布,肝肾失养,发展为气阴两虚之重症。

【治疗方法】

恶阻的发生主要是冲气上逆、胃失和降,故该病的治疗大法为调气和中、降逆止呕。临床辨证主要根据呕吐物的性状和患者的感觉,结合全身情况和舌脉综合分析,辨其虚实。

(一)中药辨证内服

1. 脾胃虚弱证

证候特点:孕早期恶心呕吐不食,甚则食入即吐,吐出食物及清涎,脘腹胀闷,口淡不思饮食,头晕体倦,怠情思睡,舌淡,苔白,脉缓滑无力。

治法:健脾和胃,降逆止呕。

处方:香砂六君子汤加减。

人参，白术，茯苓，甘草，半夏，陈皮，木香，砂仁，生姜。

2. 肝胃不和证

证候特点：孕早期呕吐酸水或苦水，胸满胁痛，嗳气叹息，头胀而晕，口干口苦，恶闻油腻，烦渴，舌淡红，苔微黄，脉弦滑。

治法：清肝和胃，降逆止呕。

处方：橘皮竹茹汤加减。

橘皮，竹茹，大枣，人参，生姜，甘草。

3. 气阴两虚证

证候特点：呕吐不止，不能进食，干呕或呕吐苦黄水，甚则呕吐带血样物，精神萎靡，形体消瘦，眼眶下陷，双目无神，四肢无力，发热口渴，尿少便结，舌红，苔薄黄或光剥，脉细无力。

治法：益气养阴，和胃止呕。

处方：生脉散合增液汤加减。

人参，五味子，玄参，麦冬，生地黄。

（二）辅助治疗

1. 针灸

选择足三里和内关，用平补平泻手法，待产生较强的酸胀感，留针30分钟，隔10分钟捻针1次。每日1次，5天为一疗程。

足三里为阳明胃经之下合穴，能健脾和胃、生化气血、平肝理气、降逆止呕；内关穴属心包之络，通于阴维脉，阴维脉与足三阴经相联系，并会于任脉，还与足阳明胃经相合，故有沟通三焦、宣上导下、和内调外、理气和胃止呕的作用，善治胃脘疾患。

2. 拔火罐

拔火罐选择的穴位是中脘，利用物理作用造成穴位及周围组织充血、水肿，以达到对穴位及其周围有关经络的良性刺激，从而发挥治疗作用。中脘穴在脐上4寸，属任脉，为任脉与手太阳小肠经、手少阳三焦经和足阳明胃经的会穴，是胃的募穴。刺激中脘穴对机体有中和、调气、消胀、攻积、补虚、镇痛、逐肠胃寒湿的功效。火罐的口径大，能对任脉、胃脉、冲脉三经直接刺激，故疗效较好。

（三）临床注意

1. 忌用辛散

妊娠恶阻的发病机理是冲气上逆、胃失和降，在治疗上的遣方用药应有所宜忌。凡具有外散作用的药物，如升麻、桔梗、柴胡、黄芪等均须慎用，否则胃气有升无降，就会造成"上更实而下更虚"的不良后果，以致病无宁日。

2. 药宜平和，勿犯厌恶

所选药物的气味也要讲究，如香散、辛辣、酸咸等药物对孕妇往往产生不良刺激，致使药物入口便吐，非但不能发挥其治疗作用，反而加重病情。

3. 讲究服药方法

要注意服药方法，如药液的温服或凉服应随患者的喜恶而定，不能强求一律，并要采取少量多次、频频缓服的方法，防止孕妇出现吐药不受的情况。

4.调情志，节饮食，随嗜好

孕妇早期无论是否已发生恶阻病，都要注意饮食、起居及情志等方面的调摄及护理。饮食要有规律，少吃多餐，并应少吃生冷、油腻、太甜的食物。要选择容易消化、富于碳水化合物和维生素的食物，饼干、稀粥、水果、豆浆、牛奶、藕粉等都很适宜。孕妇要保证足够的睡眠，白天也要有一定的休息，避免过度疲劳。此外，要保持心情舒畅、情绪稳定，避免不良的精神刺激。

5.出现下列情况时，需考虑终止妊娠

①治疗5～7天后仍持续呕吐，体温超过38℃。②尿少或无尿，出现黄疸或持续蛋白尿，精神萎靡不振。③昏睡谵语，视网膜出血。④伴有多发性神经炎，或脉搏持续超过120次/分。

【典型病例】

李某，女，27岁，2008年3月19日初诊。

主诉：停经5月余，反复呕吐4月余，加重15天。

现病史：患者既往月经正常，末次月经2007年9月5日，停经32天时自测尿HCG（＋），妊娠约35天时出现恶心呕吐、纳差。曾三次因呕吐甚、不能进食住院治疗，每次入院均频繁呕吐，呕吐物为胃内容物或清涎、酸苦水，不欲进食，食入即吐或不食亦吐，四肢乏力，倦怠，大小便少，消瘦。入院后经补液等治疗，症状稍缓解出院，出院后则症状加剧又复住院。此次严重呕吐已15天，有放弃妊娠的打算，经朋友介绍来诊。刻诊：干呕、呕吐频繁，食入即吐，不食亦吐，呕吐物为胃内容物或清涎，时有酸苦水，内带有暗红色血丝，消瘦，乏力，懒言，面色苍白，尿少，4天未解大便，因呕吐日夜均不能入睡，舌红，苔少，脉细数。14岁初潮，4～6天/34天，经量中，色暗红，少许血块，无痛经，已婚，孕2产0，两年前孕3月余时因呕吐甚行引产术，有慢性胃炎病史5年。查体：体温36.3℃，心率96次/分，呼吸23次/分，血压100/70mmHg，神清，精神差，面色苍白，表情痛苦，消瘦，心肺听诊无明显异常，腹部稍膨隆，双下肢无明显浮肿。尿常规：酮体（+++），蛋白（+）。

诊断：妊娠恶阻（脾胃虚弱、气阴两伤型）。

治法：益气养阴，和胃止呕。

处理：①住院治疗，予急查电解质及肝肾功能。②补液，纠正电解质紊乱，并予静脉滴注生脉注射液。③葫芦茶10g，泡水频服。④清淡饮食。⑤对患者进行心理辅导。

2008年3月21日二诊：呕吐稍有缓解，夜间能入睡3～4小时，但仍不能进食，食入即吐，闻到食物气味即欲吐或呕吐，乏力，胸闷，无发热，舌脉同前。继续补液及泡服葫芦茶，并嘱家属用姜半夏30g煎水后去药渣，加入鲜怀山药200g，熬至稀糊状，加少许盐，喂患者少量频服。

2008年3月24日三诊：呕吐明显减少，精神稍有好转，纳差，不欲饮食，昨日解大便1次，补液后尿量正常，呕吐物为胃内容物，舌淡红，苔薄白，脉细。予香砂

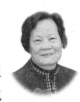

六君子汤加减以健脾和胃、降逆止呕。药用党参20g，玉竹10g，木香10g，茯苓10g，白术10g，旋覆花10g（包煎），姜半夏10g，砂仁6g，生姜3片。5剂，水煎服，日1剂。嘱清淡易消化饮食，每次进餐前胃脘部拔火罐，停留30分钟。

2008年3月29日四诊：每天呕吐4～5次，均为胃内容物，每餐能进米粥半碗，每天进食五餐，精神尚可，面色稍红润，眠好，二便调，舌脉同前。复查尿常规：酮体（－），蛋白（－）。减少补液量，鼓励患者进食。中药守上方，5剂，日1剂，水煎服，以善其后。

2008年4月4日五诊：偶有呕吐，已停用补液，纳好，眠好，二便调。继予内服香砂六君子汤加减，5剂，隔日1剂，病获痊愈。

孕妇于2008年6月22日剖宫产一女婴，婴儿发育无异常。

按：本案证势笃急，然陈慧侬教授辨证经纬有序。妊娠后，经血不泻，阴血下聚子宫以养胎，冲脉之气盛，冲气循经上逆犯胃，胃失和降，加之患者素体脾胃虚弱，故呕吐频作。呕吐日久，伤阴伤气，出现气阴两伤之象。患者一诊时呕吐甚，浆水不能进，尿酮体（+++），予输液纠正水和电解质紊乱，生脉注射液益气养阴。葫芦茶为民间常用的草药，有消积利湿作用，《本草求原》云："（葫芦茶）消食，杀虫，治五疳，退黄疸，作茶饮妙。"呕吐稍改善后予薯蓣半夏粥健脾降逆止呕，此方由山药及半夏组成。怀山药味甘平，其性收涩，补而能敛，益气养阴，补

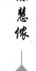

93

脾肾，属蔬菜类，无药味，对于呕吐甚、闻及药味就吐的患者能易于下咽。半夏，《本草备要》谓之"体滑性燥，能走能散，能燥能润，和胃健脾，补肝润肾"，《得配本草》称之为"止呕之圣药"，其下逆气、止烦呕之功卓著。二药相伍，则补中有疏，补而不滞。薯蓣半夏粥出自张锡纯的《医学衷中参西录》，此方考虑到妊娠恶阻患者的特殊性，强调服用要"频而少"，意在时时顾及胃气。三诊时呕吐明显缓解，能进食少许食物，药液也能进食少许，辨证为脾胃虚弱证恶阻，予香砂六君子汤加减健脾和胃、降逆止呕，配合饭前拔火罐疗法，则诸症好转，呕恶均瘥，纳谷渐进，精神来复。后又稍事调理，继以香砂六君子汤加减以资巩固，终收全功。

妊娠恶阻的患者以呕吐为主症，食进则吐，不进亦吐，甚至闻及食物或药物的气味也呕吐，药物或食物很难进入患者的胃中，有时即使勉强服下，旋即又吐出。只因此时胃气稍经触动即可上逆，即便是饮白开水也可致呕吐，颇使医者棘手。所以，对于妊娠恶阻的患者，除辨证准确之外，选药及服用方法都要十分讲究，组方不要选用气味大的药物，服药要以少量多次呷服为宜。中医治病当如古训所言："病在上者，不厌频而少；病在下者，不厌顿而多。"

胎漏、胎动不安

胎漏是指妊娠期阴道少量出血，时下时止或淋漓不断，

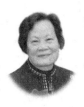

无腰酸腹痛，又称"胞漏"或"漏胎"。胎动不安指妊娠期出现腰酸腹痛、胎动下坠或阴道少量出血，又称"胎气不安"。胎漏、胎动不安均属于西医学先兆流产（早期、晚期）及先兆早产的范畴，区别在于不同的临床表现。《胎产心法·胎动安胎论》："胎动胎漏，皆能下血，胎动腹痛，胎漏腹不痛。"《叶氏女科证治》："妊娠心腹痛而下血者，谓之胎动不安。无痛而下血者，谓之胎漏。"胎漏与胎动不安的临床表现有所不同，但它们的病因病机、辨证论治、转归预后、预防调摄等大体相同，所以将它们放在一起论述。

【病因病机】

导致胎漏、胎动不安的主要病机是冲任损伤、胎元不固，然引起冲任损伤之因繁多，临床兼症亦因之而异。《陈素庵妇科补解·胎前杂症门》曰："妊娠经血不时而下，名曰胎漏。盖冲任二经气虚，则胞内泄不能制其经血，故血不时下也。久则面黄肌瘦，胎渐瘦而不长。"《女科经纶》曰："女之肾脉系于胎，是母之真气，子之所赖也。"《景岳全书·妇人规》曰："凡胎热者血易动，血动者胎不安。"《格致余论·胎自堕论》曰："血气虚损，不足荣养，其胎自堕。"《医林改错》曰："不知子宫内，先有瘀血占其地……今又怀胎，至两个月前后，将此方服三五付，或七八付，将子宫内瘀血化净……断不致再小产。"明代张介宾《景岳全书》中指出："妊娠忽然下血，其证有四：或因火热迫血则妄行；或因郁怒气逆则动血；或因损触胎气，胞宫受伤而下血；或因脾肾气陷，命门不固而脱血。"中医古籍中论述的病因病机归结起来有四：一是肾为冲任之本，胞胎主于任而系于肾，若禀赋素弱，先天不足，肾气虚弱，或孕后不慎房事，损伤肾气，肾虚则冲任不固，胎失所系，以至胎元不固，而成胎漏、胎动不安。二是气血虚弱，清代《傅青主女科》曰："盖脾统血，肺主气，胎非血不荫，非气不生，脾健则血旺而荫胎，肺清则气旺而生子。"气以载胎，血以养胎，气虚不摄，血虚失养，则胎气不固，以致胎漏、胎动不安。三是血热妄行，外感热邪，素体阳盛，七情郁结化热或阴虚发热，热扰冲任，损伤胎气，以致胎漏、胎动不安。四是跌打损伤，致冲任受损，气血失和，伤动胎气。以上观点和目前临床应用的观点是较相符的。

陈慧侬教授认为，导致胎漏、胎动不安的主要病因病机有以下四个方面。

1. 脾肾两虚，冲任不固

肾为先天之本、元气之根，男子以藏精，女子以系胞，既藏先天之精，又藏后天水谷之精，为生殖发育之本源。胎孕之形成在于"两精相搏，合而成形"，成孕之前赖父母肾精之壮旺而相结合，受孕之后仍藉母体肾气充盛以支持其生长发育，正如《医学衷中参西录》云："男女生育，皆赖肾脏作强……肾旺自能荫胎也。"肾气盛则冲任固，自无胎漏、胎动不安之虞。若孕母先天禀赋不足，肾气虚弱，或因堕胎、小产、多产、房劳损伤，或因孕后不节房事，耗肾精，伤肾气，肾虚冲任不固，胞失肾系则胎元不固，血海不藏，阴血下漏。脾为后天之本、气血生化之源，脾胃纳化正常，气血两旺，母婴得安；若过食辛辣厚味，或偏嗜生冷之物，戕脾害胃，纳呆运迟，生化乏源，则气虚不能载胎，血虚不能养胎。或过度温补，误食有害物品，灼阴耗液，阴虚内热而迫血妄行，致胎漏、胎动不安时作，甚至发生堕胎、小产。

2.血瘀伤胎，胎元失养

现代社会的压力增大，食物中添加剂增加，生活环境的污染增多，这些均致使妇女癥瘕多发；或孕后不慎跌扑闪挫，孕期手术创伤，致气血不和，瘀阻胞宫、冲任，使胎元失养而不固，发为胎漏、胎动不安。《金匮要略》云："妇人宿有癥病，经断未及三月，而得漏下不止，胎动在脐上者，为癥瘤害……当下其癥，桂枝茯苓丸主之。"

3.热伤冲任，扰动胎元

素体阳盛血热或阴虚内热，或孕后过食辛热，或感受热邪，热伤冲任，扰动胎元，致胎元不固。

4.劳逸思虑过度

妇人有孕，血以养胎，气以护胎，气顺血和则胎安易产。妊娠起居劳逸以平和为上，不可太逸或太劳，逸则气滞，劳则气衰，一般主张5个月前宜稍逸，7个月以后宜小劳。思虑过度、情志内伤可暗损精血，使气血紊乱，妊娠期间劳逸思虑过度是造成胎动不安、早产之重要因素。在南北朝时，徐之才已提出十月养胎法，即妊娠期间需要适当活动，不宜过于安逸，应劳逸适度，有益胎儿生长和顺利分娩的观点。

【治疗方法】

保胎、安胎为本病的治疗原则。胞脉系于肾，肾气盛则胎有所系，气旺则胎有所载，血充则胎有所养，其胎自安。所以，安胎之法又以补肾、益气养血为主。但临证还应本着治病求本的原则，辨病之寒热虚实，根据不同病因采用补肾、健脾、益气、养血、清热、理气、活血、解毒安胎等方法。若本病进一步发展至堕胎、小产，当急去胎以益母。

本病用药时注意温补不宜过于辛热，调气不宜过用辛燥，清热勿过于苦寒，理气不得过于耗散。至于行血、破瘀、通利、有毒之品更当审慎，若确因病情需要，应掌握"衰其大半而止"的原则，中病即止，以免重伤其胎变生堕胎、小产。

陈慧侬教授对于胎漏、胎动不安的治疗着重护胎元，寿胎丸、胎元饮、保阴煎、所以载丸、泰山磐石散、安奠二天汤、十三太保方等为其常用保胎方剂。陈慧侬教授临床常用的治疗方法如下。

（一）中药内服

以补肾安胎为治疗大法，根据辨证治以补肾健脾、清热凉血、益气养血或化瘀固冲。

1.肾虚证

证候特点：妊娠期阴道少量下血，色淡红或暗红，质稀，或腰酸腹坠痛，头晕耳鸣，小便频数，夜尿多，屡次堕胎，舌质淡苔白，脉沉滑尺弱。

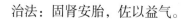

治法：固肾安胎，佐以益气。

处方：寿胎丸加味。

菟丝子，桑寄生，续断，阿胶，党参，白术，苎麻根，砂仁，甘草。

2. 气血虚弱证

证候特点：妊娠期间阴道少量流血，色淡红，质稀薄，或腰酸腹痛，小腹空坠，神疲肢倦，面色㿠白或萎黄，心悸气短，懒言，舌质淡，苔薄白，脉细滑无力。

治法：补气养血，固肾安胎。

处方：胎元饮加减。

人参，当归，杜仲，白芍，熟地黄，白术，陈皮，炙甘草。

3. 血热证

证候特点：妊娠期阴道下血，色鲜红或紫红，质稠，腰腹坠胀，心烦少寐，渴喜冷饮，便秘溲赤，面红唇赤，舌红苔黄，脉滑数。

治法：滋阴清热，凉血安胎。

处方：保阴煎。

生地黄，熟地黄，白芍，怀山药，续断，黄芩，黄柏，甘草。

4. 血瘀证

证候特点：素有癥瘕，孕后阴道不时下血，量少，色红或暗红，腰酸，胎动下坠，胸腹胀满，少腹拘急，皮肤粗糙，口干不欲饮，舌暗红或边有瘀点，苔白，脉沉弦或沉涩。

治法：祛瘀散癥，固肾安胎。

处方：桂枝茯苓丸加味。

桂枝，赤芍，茯苓，牡丹皮，桃仁，续断，杜仲。

5.外伤证

证候特点：妊娠期跌仆闪挫或劳力过度，继发腰酸腹痛，胎动下坠，或伴阴道流血，精神倦怠，舌淡，苔薄白，脉滑无力。

治法：益气养血、固肾安胎。

处方：加味圣愈汤。

当归，白芍，川芎，熟地黄，人参，黄芪，杜仲，续断，砂仁。

（二）中医外治法

1.肾虚证

（1）灸法

穴位：左三阴交，右足三里。

方法：两穴同时艾灸30分钟，每日1次，10天一疗程。

（2）穴位注射

穴位：足三里。

方法：以绒促性素2000IU行足三里注射，每日1次，血止3天后减量直至停药。

（3）穴位敷贴

敷贴药：杜仲，补骨脂，阿胶，艾叶。

方法：上药各等份，研末调成膏，敷贴于至阴、神阙，每日1次，10天一疗程。

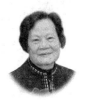

2. 脾肾阳虚证

（1）灸法

同上。

（2）穴位注射

同上。

（3）穴位敷贴

敷贴药：杜仲，补骨脂，阿胶，艾叶，党参。

方法：上药研成粉，调成膏敷贴至阴、神阙，每日 1 次，10 天一疗程。

（三）饮食疗法

1. 肾虚证

（1）桑寄生煲鸡蛋

桑寄生 15 ～ 30g，鸡蛋 1 ～ 2 只，加水同煮，鸡蛋熟后去壳取蛋再煮片刻，吃蛋饮汤。

（2）猪腰煲杜仲

杜仲 15 ～ 20g，猪腰 1 个，煲汤服食。

（3）刀豆煲猪腰

刀豆 10 粒，猪腰 1 具切成小块，加水两碗煎成 1 碗，加食盐少许调味，食猪腰饮汤（刀豆可不吃）。

2. 气血虚弱证

北芪炖鲈鱼：鲈鱼 1 条（250 ～ 500g），去鳞、鳃和肠脏，北黄芪 15 ～ 30g，加清水适量，隔水炖熟服食，每天或隔天 1 次，3 ～ 5 次显效。

【典型病例】

姜某，女，29岁，2006年10月28日初诊。

主诉：停经52天，阴道流血、腰腹胀痛4天。

现病史：患者既往月经规律，末次月经2006年9月5日，停经后无明显纳差、欲吐等症状。停经48天时，无诱因出现阴道出血，量少，色紫暗如咖啡色，小腹胀痛，腰酸痛。既往无特殊可参病史，孕3产0流产3。刻诊：阴道出血4天，血色紫暗如咖啡色，小腹胀痛，腰酸痛，无明显恶心欲吐，精神紧张，面色无华，舌淡暗，边有瘀点，脉沉细滑。尿HCG（＋）。B超提示：宫内可见孕囊，大小1.8cm×1cm×1.2cm，可见原始心管搏动，孕囊周边积液约0.8cm×1cm×1cm。

诊断：胎动不安（肾虚血瘀型）。

治法：补肾安胎，佐以祛瘀。

处方：寿胎丸加减。

桑寄生15g，菟丝子20g，鹿角胶10g（烊化），女贞子10g，白芍12g，丹参10g，砂仁6g，川芎6g，墨旱莲10g，白术10g，党参15g，甘草6g。5剂，日1剂，水煎服。并嘱患者卧床休息，保持心情舒畅，清淡饮食。

2006年11月4日二诊：服以上药物3天后，阴道出血停止，腰腹痛减轻，但仍觉小腹坠胀，腰酸不适，恶心呕吐较明显，舌脉同前。守上方去墨旱莲，加旋覆花6g（包煎）。5剂，日1剂，水煎服。

2006年11月9日三诊：无阴道出血，无腰酸，偶感下腹不适，倦怠乏力，纳差，每天呕吐 4～5 次，为胃内容物，口干，舌质红，边有瘀点，苔微黄，脉细滑数。

治法：清热安胎，降逆止呕。

处方：保阴煎加减。

生地黄 15g，黄芩 10g，白芍 12g，熟地黄 10g，姜半夏 10g，川芎 6g，怀山药 15g，竹茹 5g，黄柏 10g，川续断 15g，菟丝子 20g，甘草 6g。5 剂，日 1 剂，水煎服。

2006 年 11 月 15 日四诊：时有恶心欲吐，余无不适，舌淡暗，边有瘀点，脉沉细滑。复查 B 超提示：宫内妊娠，见胎心搏动，孕囊周边积液约 0.2cm×0.3cm×0.2cm。继服一诊方 10 剂，日 1 剂，水煎服。

停经 3 个月时建立产前检查档案，B 超提示宫内中期妊娠，可见心管搏动 148 次 / 分，胚胎周边未见液性暗区。随访至 2007 年 5 月 28 日，患者顺产一男婴，母子健康。

按：中医认为胎漏、胎动不安的病机有肾虚、气血虚弱、血热、外伤等，临床以肾虚证和血热证居多。本病例属于肾虚夹瘀，由于患者素体禀赋不足，肾气虚弱，加之多次人工流产更伤肾气而致本病。《女科经纶》云："女子肾脏系于胎……若肾气亏损，便不能固摄胎元。"肾主藏精气，寓元阴元阳，肾虚冲任失固，阴血下漏，血不养胎，出血成瘀或血运无力而致瘀，瘀血内阻，血不归经，漏下不止。安胎先补肾，肾气足则胎儿安；安胎必和血，血和瘀去胎自安。只有肾气充盛，血脉流通，胎有所系，胎有所养，才能保证胎儿正常发育。寿胎丸出自清末张锡纯《医学衷中参西录》，方中菟丝子、桑寄生、鹿角胶补肾固冲系胎为君药；丹参、川芎、墨旱莲和血活血止血为臣药；佐以砂仁以行气安胎，党参、白术健脾补气，白芍既补血养血，使胎有所养，又和甘草起缓急止痛作用；甘草可调和诸药为使。全方共奏补肾固冲、活血安胎之功效。后患者出现恶阻并一度出现血热证，经周密的辨证和治疗，取得良效。

滑　胎

凡妊娠 12 周内，胚胎自然殒堕者，称为"堕胎"；妊娠 12～28 周，胎儿已成形而自然殒堕者，称为"小产"，亦称"半产"。凡堕胎或小产连续发生 3 次或 3 次以上者，称为"滑胎"，亦称"屡孕屡堕"或"数堕胎"，是常见的妊娠疾病之一，在已婚妇女中发病率为 1%～5%，西医学称为"习惯性流产"。本病屡孕屡堕，病情顽固，患者不仅因得不到子女而苦恼，且本病严重影响身体健康，故应积极防治。

关于本病，早在隋代的《诸病源候论》中就有"妊娠数堕胎候"专论，认为"妊娠而恒腰痛者"为"喜堕胎"之候，为本病的诊疗奠定了理论基础。在宋代，《女科百问》首次提出滑胎病的临床特点为应期而下，并认识到补肾安胎是防治滑胎之关键。至明代，《景岳全书·妇人规》详细指出"屡见小产堕胎者，多在三个月及五月七月之间，而下次之堕必如期复然"的滑胎特点，并提出"预培其损"的预防性治疗措施。而将滑胎作为独立疾病则首见于《叶

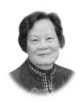

氏女科证治》："妊娠有三月而堕者，有六七月而堕者，有屡孕屡堕者，由于气血不足，名曰滑胎。"之后《医宗金鉴·妇科心法要诀》亦提到："若怀胎三、五、七月，无故而胎自堕，至下次再受孕亦复如是，数数堕胎，则谓之滑胎。"《明医杂著》曰："若前次三个月而堕，则下次必如期复然，盖先于此时受伤，故后至期必应，乘其虚也。"这几本书均认识到滑胎的临床特点为应期而下。《傅青主女科》更在"妊娠多怒堕胎"一节中指出："妇人有怀妊之后，未至成形，或已成形，其胎必堕。"所言"必堕"，其实包含了屡孕屡堕之"滑胎"的存在，且特别点明情志致病是重要因素。《医学衷中参西录》创制了"寿胎丸"，以补肾为主防治滑胎，一直为后人所推崇。

【病因病机】

陈慧侬教授认为，本病的病机以肾虚为本，脾虚为要。胚胎的形成发育与肾、冲任二脉有着密切联系，若先天肾气不足，或房劳过度损伤肾气，则可致冲任不固，胎无所系，而堕胎、小产；屡孕屡堕使肾气重伤，则病情加重，顽固难治。中医学认为，养胎者，血也；载胎者，气也。脾为后天之本，气血生化之源，脾土健运，生化有源，气血充足，则胎有所养，气血相互资生而使胎元健固。所以，脾、肾在妊娠的发生发展过程中起着重要作用，其中肾虚是滑胎的根本原因，肾虚受胎不实，脾虚胎失所养，则可使胎元不固，以至屡孕屡堕。

【治疗方法】

（一）补肾为主，分期施治

1. 未孕期

滑胎患者宜在未孕前即进行调治，使气血调和，肾气充实，为下次妊娠打下良好基础。方用毓麟珠加减：熟地黄12g，当归10g，菟丝子10g，杜仲10g，鹿角霜10g，山药15g，山茱萸10g，党参15g. 炒白术10g，白芍10g，炙甘草5g。孕前3个月开始服用，日1剂，水煎服。

2. 妊娠期

有滑胎病史的患者，一旦月经延期即应及时检查，最常用的检查方法是测基础体温及查尿HCG。若基础体温高并持续20天不降即可诊为早孕，准确率100%；尿HCG在停经32天即能呈现阳性。早期诊断妊娠，可提前采取预防措施，预防性用药，防止流产的发生。基本方：菟丝子10g，淫羊藿10g，杜仲12g，补骨脂10g，党参15g，炒白术10g，山药15g，阿胶10g，炙甘草5g。日1剂，水煎服。恶心呕吐者，加砂仁6g、竹茹9g；大便干结者，加肉苁蓉10g、黑芝麻30g；失眠多梦、精神紧张者，加酸枣仁15g。

3. 先兆流产

妊娠后如出现少量阴道流血，或伴腰酸、腹痛，则为流产先兆，应卧床休息，及时治疗。中药予寿胎丸加味：菟丝子12g，川续断15g，桑寄生10g，阿胶10g（烊化），杜仲10g，墨旱莲10g，党参15g，炒白术10g，艾叶9g。日1剂，水煎服，加减同前。

（二）结合药理研究辨证用药

　　滑胎的治疗以补肾为主，辨证用药。在选方用药时，应选择既符合中医辨证用药规律，又符合现代药理研究结果的药物，可明显提高疗效。补肾安胎药以菟丝子、川续断和杜仲为首选药。药理研究证实，菟丝子对下丘脑－垂体－卵巢性腺轴功能有直接影响作用，可促进卵巢黄体生成，促使孕酮分泌。川续断补肝肾、固冲任，其药味平和，最大量可用至60g。现代研究表明，川续断含有大量维生素E，可促进子宫及胚胎的发育。杜仲补肾安胎，药理研究证实其还有镇痛、镇静的作用，可抑制子宫收缩，缓解滑胎患者的紧张情绪。这些补肾药安胎效果可靠，临床实践也证实了这一点。

（三）调情志，慎起居，防患于未然

　　滑胎患者两次怀孕之间不宜间隔过短，至少要相隔1年以上，以利于机体恢复健康。滑胎患者再次妊娠后，除药物治疗外，还应注意卧床休息，吃易消化、营养丰富的食物，多吃水果、蔬菜，保持大便通畅，避免腹压增大引起子宫收缩。妊娠后（特别是妊娠早期）应节制房事，西医学认为精液中含有前列腺素，前列腺素可促使子宫收缩，且机械性刺激也可引起子宫收缩，诱发流产的发生，故应尽量避免房事。滑胎患者因多次妊娠均得不到子女，再次妊娠后心理压力很大，精神紧张，唯恐妊娠后再次流产，故在药物治疗的同时给予心理调治很重要。

（四）辨病与辨证结合

从西医学观点看，习惯性流产的病因有染色体异常、黄体功能不全、甲状腺功能低下、先天性子宫或宫颈发育不全、宫腔粘连、免疫性因素、子宫肌瘤等。对于滑胎的患者，再次怀孕前应通过检查寻找出流产的原因，予针对性治疗，孕后进行辨证治疗。

【典型病例】

病例1：刘某，女，35岁，2008年5月16日初诊。

主诉：停经40天，阴道少量出血伴腰酸胀两天。

现病史：平素月经规则，周期30～32天，末次月经2008年4月6日，自查尿妊娠试验为阳性。从2008年5月15日开始无诱因出现阴道少量流血，色红，腰部酸胀不适，久坐及行走较远路程后明显，手足烦热，口干喜饮，无明显恶心、欲吐、厌食，舌质暗略红，苔黄腻，脉缓滑。曾自然流产3次，5年前首次妊娠行人工流产手术，之后每年1孕，每孕至2～3个月便自然流产，末次妊娠时间为2007年2月。患者血型O型，配偶血型B型，查抗链球菌溶血素"O"效价1∶32，考虑母儿血型不合。B超提示：宫内早孕，孕囊0.8cm×1cm，未见胎芽及胎心搏动。

诊断：滑胎（肾虚兼湿热内蕴型）。

治法：补肾固胎，清热除湿。

处方：太子参20g，菟丝子20g，川续断15g，桑寄生15g，茵陈15g，金银花15g，蒲公英15g，阿胶12g（烊

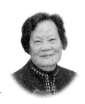

化），黄芩 12g，墨旱莲 12g，女贞子 12g，砂仁 6g。7 剂，日 1 剂，水煎服。嘱放松心情，卧床休息，禁房事，禁食辛辣刺激之品。

2008 年 5 月 24 日二诊：服上方血止，仍觉腰酸，腹痛时作，烦热减，近日恶心欲吐，纳差，大便稍溏，舌质红，苔薄腻，脉沉滑。守上方去蒲公英，加怀山药 10g、白术 10g。7 剂。

2008 年 6 月 2 日三诊：现停经 54 天，服上方后，恶心、纳差减轻，无阴道流血，腰酸时作，劳累后明显，小腹胀满，心烦，口苦干而喜饮，纳尚可，手足心热，舌质红，脉弦滑。复查 B 超提示：宫内早孕，孕囊 2.1cm×1.8cm，见胎芽，胎心搏动良好。治拟补肾固冲，清热凉血。药用太子参 30g，茵陈 30g，菟丝子 15g，女贞子 15g，桑寄生 15g，竹茹 12g，黄芩 12g，栀子 15g，白术 10g，川续断 10g，陈皮 6g，炙甘草 6g。7 剂，日 1 剂，水煎服。

2008 年 6 月 10 日四诊：服上方诸症均减，唯时有腰酸，下腹坠胀不适，纳眠可，二便调，口干欲饮，舌质略红，苔白，尺脉沉弱。治拟补肾健脾，佐以清热。守上方去竹茹、黄芩，加龙胆草 10g、怀山药 10g。10 剂，日 1 剂，水煎服。

2008 年 6 月 25 日五诊：药后无不适，复查抗链球菌溶血素"O"效价 1∶32。继续服上药，隔日 1 剂，共服 10 剂以巩固治效。并嘱患者注意休息，定期随访。

患者于 2009 年 1 月顺产一女婴，母婴平安。

按：母儿血型不合是由于孕妇与胎儿之间因血型不合而发生的同族血型免疫性疾病。若胎儿由父亲遗传而获得的血型抗原恰为母亲所缺少，此抗原通过胎盘进入母体，刺激母体产生相应的免疫抗体，抗体又通过胎盘进入胎体，与胎儿的红细胞结合，致使红细胞凝集破坏，发生溶血。由于溶血的程度不同，临床上可表现为新生儿早发性黄疸、流产或死胎。目前，西医学对于本病的产前预防性治疗尚无满意的药物。

临床 ABO 血型不合造成的流产患者多属血热，应以清热解毒、补肾养血安胎为治法，选方以黄芩、茵陈、金银花、蒲公英为主药清热利湿燥湿，并在血热的基础上辨证加减应用。大量药理临床研究证明，黄芩、茵陈均有较强的抑制抗体产生的作用，可中和抗体、减低效价。

陈慧侬教授结合本例患者的症状，认为该患者本为肾虚，标为湿热兼血热，先以太子参、川续断、桑寄生、菟丝子、阿胶固肾止血安胎为主，佐以茵陈、黄芩、蒲公英清热除湿。血止后，着重补肾固胎、清热凉血。热证除后，唯腰痛不除，说明肾虚不减，故加强补肾健脾之功。本例始终注重体质因素，使肾气充足而胎有所系，精血旺盛而胎得载养，药证相合，终获良效。

病例 2：陈某，女，33 岁，2007 年 8 月 12 日就诊。

主诉：自然流产后 1 个月余。

现病史：患者自述 4 年前曾做人工流产手术、药物流产手术各 1 次，后连续 3 次怀孕，每至妊娠 2 个月左右则无故自然殒堕。末次流产发生在 2007 年 6 月 17 日，当时

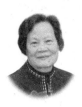

已孕 51 天，阴道流血伴腹痛 3 天后孕囊自然流出，未需清宫，月经于 2007 年 7 月 25 日复潮，5 天干净，今有生育要求特来就诊。刻诊：体质瘦弱，时有腰膝酸软，心悸气短，眠差，无其他不适。经前、经时少腹胀痛已有 4 年余，因疼痛尚未对日常工作生活造成影响，故未就诊。经量稍少，色暗，时夹有小血块，舌质淡暗，边有齿痕，苔薄白，脉细涩。

诊断：①痛经（气滞血瘀型）；②滑胎（血瘀型）。

治法：行气化瘀。

处方：少腹逐瘀汤加减。

当归 10g，小茴香 3g，川芎 10g，赤芍 10g，干姜 3g，延胡索 10g，五灵脂 6g，香附 6g，鸡血藤 30g，益母草 12g。10 剂，水煎服，于经前 1 周开始服用。并要求患者暂时避孕，夫妻双方做染色体、抗体等检查，并于下次月经来潮前 3～5 天复诊。

2007 年 9 月 20 日二诊：上次月经于 8 月 23 日来潮，少腹胀痛大减，经量稍增，经色暗红，血块少。此次月经于二诊当天来潮，量少，色红，少腹无疼痛感，舌质淡暗，边有齿痕，苔薄白，脉细。患者因经济较困难未做任何检查。守原方去鸡血藤，加党参 30g、黄芪 20g。5 剂，水煎服，日 1 剂。服用 5 天后易用以下处方：菟丝子 15g，川续断 15g，巴戟天 10g，杜仲 10g，当归 10g，熟地黄 15g，鹿角霜 10g，阿胶 12g（烊化），党参 20g，白术 10g，炙甘草 5g，砂仁 5g。10 剂，隔日 1 剂，并嘱患者下月按二诊处方继续服用 1 个周期。

陈慧侬

2008年2月17日三诊：患者诉于2007年10月解除避孕，末次月经2008年1月15日，现停经33天，自查尿妊娠试验（＋），除偶有腰酸胀外，无任何不适感，舌质淡红，边有齿痕，苔薄白，脉沉滑。

诊断：早孕。

治法：补肾健脾，固冲安胎。

处方：寿胎丸加减。

川续断15g，桑寄生10g，菟丝子15g，阿胶12g（烊化），党参20g，白术10g，砂仁6g，杜仲10g，熟地黄10g，白芍10g，枸杞子15g，炙甘草6g。

上方每日1剂加减服用至停经70天，然后隔日1剂服用至妊娠3个月。其间药物依主证、舌脉变化随时调整，嘱患者慎起居，注意饮食。整个妊娠过程顺利，患者于2008年9月（早产，35周）顺产下一女婴，母婴健康。

按：滑胎是妇科临床常见病，陈慧侬教授认为滑胎的治疗要抓住清、调、培、长四大原则。清，是孕前清瘀、热、痰、湿等；调，是在未受孕之前进行调理，使阴阳气血调和；培，是补肾健脾，培补气血，填精增髓以保胎；长，是在上述条件完备前提下，使胎儿得以健康顺利地生长发育。该患者一诊时从主证、舌脉上辨证为气滞血瘀，《血证论》曰："此血在身，不能加于好血，而反阻新血生化之机。"《灵枢经·邪气脏腑病形》曰："有所堕坠，恶血留内。"治宜先化其胞宫滞血，予少腹逐瘀汤化其宿瘀，然后给予补肾益脾、养血调经之剂。补肾固冲任之品常用续断、桑寄生、炒杜仲、菟丝子、巴戟天等，使肾气充盈，冲任强固，胎有所系。补气药多选黄芪、白术、党参或太子参等，振奋中州，以滋化源，使中气足、带脉固，则胎有所载。养血之品多选熟地黄、白芍、枸杞子、阿胶等。中州振奋，化源健旺，气血旺盛，肾气充足，冲任强固，则胎元结实，不轻易滑落。其中，白术在保胎安胎诸方中常用，取其健脾益气、固摄带脉之力。

肾是生殖发育的物质基础，为先天之本。胞脉系于肾，如果肾脉之气充足，则胎元能够固摄；如果肾气不足，则胎元不能固摄，容易导致坠胎或小产。脾为后天之本，生化之源，是化生气血之根本，人体就是依靠气血来濡养生存的。《灵枢经·经脉》云："人始生，先成精，精成而脑髓生，骨为干，脉为营，筋为刚，肉为墙，皮肤坚而毛发长，谷入于胃，脉道以通，血气乃行。"这段古文记录了人的生长发育过程，并叙述了先天肾精与后天水谷之精在生理上的作用。从中不难看出，肾精是生命起源的基本物质，而水谷精微乃是维持生命活动的物质基础。对于有不良孕产史的患者，妊娠之后的补肾健脾安胎非常重要，寿胎丸是安胎首选之方。

异位妊娠

凡受精卵在子宫体腔以外着床发育称"异位妊娠"，俗称"宫外孕"。但二者仍有区别，宫外孕仅指子宫以外的妊娠，而异位妊娠总指一切除正常位置妊娠以外的妊娠，包括输卵管、卵巢、腹腔、阔韧带及宫颈、间质部、残角子宫等位置的妊娠。其中，输卵管妊娠占绝大多数，约占全部异位妊娠的98%。异位妊娠是西医学病名，中医学古籍文献无此病名，根据本病具有腹痛、腹腔内出血、腹腔包块形成的特点，与古籍"妊娠腹痛""少腹瘀血""经漏""经闭""胎动不安""癥瘕""腹中瘀血"等病的症状描述类似。

【病因病机】

男女双方若肾气盛，任通冲盛，女子月事以时下，男子精气溢泻，两性相合，便可媾成胎孕。如果少腹宿有瘀滞，冲任不畅，或先天肾气不足，孕卵未能移行胞宫，在输卵管内发育，以致胀破脉络，阴血内溢于少腹，则出现血瘀、血虚、厥脱等一系列证候。

引起异位妊娠有气虚血瘀和气滞血瘀两方面因素。气虚血瘀的原因有素禀肾气不足，或早婚、房事不节、人流堕胎等损伤肾气，或素体虚弱，饮食劳倦伤脾，中气不足，气虚运血无力，血行瘀滞，致孕卵不能及时运达胞宫而出现异位妊娠。气滞血瘀的原因有素性抑郁或忿怒过度，气滞而致血瘀，或经期产后余血未尽，不禁房事，感染邪毒而致血瘀气滞。气滞血瘀，胞脉不畅，孕卵阻滞，不能运达胞宫，导致异位妊娠。

异位妊娠属少腹瘀血证，未破损型及包块型属癥证，已破裂型则为少腹蓄血证，甚至可出现气血暴脱、阴阳离决之危候。

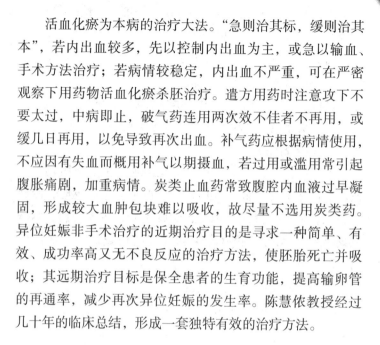

【治疗方法】

活血化瘀为本病的治疗大法。"急则治其标,缓则治其本",若内出血较多,先以控制内出血为主,或急以输血、手术方法治疗;若病情较稳定,内出血不严重,可在严密观察下用药物活血化瘀杀胚治疗。遣方用药时注意攻下不要太过,中病即止,破气药连用两次效不佳者不再用,或缓几日再用,以免导致再次出血。补气药应根据病情使用,不应因有失血而概用补气以期摄血,若过用或滥用常引起腹胀痛剧,加重病情。炭类止血药常致腹腔内血液过早凝固,形成较大血肿包块难以吸收,故尽量不选用炭类药。异位妊娠非手术治疗的近期治疗目的是寻求一种简单、有效、成功率高又无不良反应的治疗方法,使胚胎死亡并吸收;其远期治疗目标是保全患者的生育功能,提高输卵管的再通率,减少再次异位妊娠的发生率。陈慧侬教授经过几十年的临床总结,形成一套独特有效的治疗方法。

（一）中药内治法

本病的内治法以宫外孕Ⅰ号方和宫外孕Ⅱ号方（山西医科大学附属第一医院经验方）为基础方,未破损或包块存在的情况下加用活血化瘀、杀死胚胎的药物,已破损的患者注意腹腔内出血的情况,加用益气、回阳、固涩的药物,必要时手术止血,术后再用中药治疗,减少再次异位妊娠的发生,提高输卵管的再通率。

1. 未破损期

证候特点：停经,早孕反应,或有不规则阴道流血,或下腹隐痛，舌质正常，苔薄白，脉弦滑。妇科检查：一侧附件或可扪及软性包块，压痛。尿 HCG 阳性或弱阳性，或经 B 超检查证实为异位妊娠。

治法：活血化瘀，消癥杀胚。

处方：宫外孕Ⅱ号方加味。

丹参，赤芍，桃仁，三棱，莪术，血竭，蜈蚣，天花粉。

2. 已破损期（包括休克型、不稳定型、包块型）

（1）休克型

证候特点：停经，不规则阴道流血，突发下腹剧痛拒按，肛门坠胀感，面色苍白，四肢厥逆，恶心呕吐，冷汗或昏厥，血压下降或不稳定，烦躁不安，舌淡苔白，脉微欲绝或细数无力。后穹隆穿刺或 B 超检查提示有腹腔内出血。

治法：回阳固脱，活血化瘀。

处方：生脉散合宫外孕Ⅰ号方加减。

丹参，赤芍，桃仁，人参，麦冬，五味子。

临床上对于腹腔内出血较多的患者，应马上给予吸氧、输液，必要时输血等治疗，配合中药生脉注射液积极抢救，补充血容量。纠正血容量后，加服宫外孕Ⅰ号方活血化瘀杀胚，并及早预防兼症。四肢厥逆者，加附子回阳救逆；大汗淋漓不止者，加山茱萸敛汗涩精气；内出血未止者，加三七化瘀止血。若内出血过多，无法控制，应及时手术止血，术后辅以四物汤加减益气养血、活血化瘀。

（2）不稳定型

证候特点：输卵管妊娠破损不久，腹痛拒按，不规则

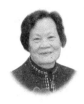

阴道流血，头晕神疲，血压平稳，舌质淡或正常，苔薄白，脉细缓。腹部有压痛及反跳痛，但逐渐减轻。妇科检查：触及边界不清包块。

治法：活血化瘀，佐以益气。

处方：宫外孕Ⅰ号方加味。

丹参，赤芍，桃仁，人参，黄芪，当归。

本型有再次内出血的可能，应做好抢救的准备。

（3）包块型

证候特点：输卵管妊娠破损日久，腹腔血肿包块形成，腹痛减轻或消失，小腹或有坠胀不适，阴道出血逐渐停止，舌质暗或正常，苔薄白，脉弦细涩。

治法：活血祛瘀消癥。

处方：宫外孕Ⅱ号方加味。

丹参，赤芍，桃仁，三棱，莪术，乳香，没药，土鳖虫，川楝子，延胡索。

（二）中医外治法

1. 未破损期

（1）中药硬膏热敷贴

药物：大黄、泽兰各等份。

用法：上药研末制成硬膏后，趁热敷下腹疼痛处，每天1次，10天为一疗程。

（2）中药直肠滴入

药物：毛冬青30g，大黄10g，败酱草30g，银花藤30g，延胡索10g。

用法：上药浓煎 100mL，直肠滴入，每天 1 次，10 天为一疗程。

（3）贴敷疗法

药物：大黄、泽兰各等份。

用法：上药研末调水敷下腹部疼痛处，每天 1 次，10 天为一疗程。

2. 已破损期休克型

（1）针刺治疗

取穴：隐白，复溜，关元，足三里，内关。

操作方法：选用 2.5～3 寸不锈钢毫针，用弹针进针法进针，得气后留针 30 分钟，每隔 10 分钟大幅度刮针一次，并用捻转补法。

（2）艾灸

取穴：百会。

操作方法：用清艾条点燃后灸百会 30 分钟。

3. 已破损期包块型

（1）中药灌肠

药物：紫草 30g，蜈蚣 2g，怀牛膝 10g，丹参 15g，赤芍 12g，桃仁 10g，当归 10g，天花粉 30g，三棱 10g，胆南星 30g。

用法：上药水煎浓缩成 150mL，药温宜 30℃～40℃，每次药量 100～150mL，每日灌肠 1 次。

（2）敷贴法

药物：樟脑 6g，血竭 9g，松香 9g，银朱 9g，麝香 0.06g。

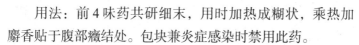

用法：前4味药共研细末，用时加热成糊状，乘热加麝香贴于腹部癥结处。包块兼炎症感染时禁用此药。

（3）混合疗法

药物：虎杖，熟石膏，冰片。

用法：上药研末做成药饼，外敷患侧下腹部。同时电针双侧足三里、三阴交，留针20分钟，每日两次。

（三）饮食疗法

异位妊娠已破损的患者应常食用乌豆焖塘虱：乌豆60～90g，塘虱鱼2～4条，挖去两侧"颈花"和肠脏，用瓦锅文火焖熟吃。若胃纳不佳，可加些陈皮以调胃气，或分餐吃，以免乌豆胀腹而影响吸收。

异位妊娠包块型的患者可常食用桃仁莲藕汤：桃仁10g，莲藕250g，洗净切成小块，加适量清水煮汤，以少许食盐调味，饮汤食莲藕。

（四）注意保守治疗过程中的腹痛现象

1.输卵管妊娠破裂时，常为下腹一侧撕裂样剧痛，伴面色苍白，甚或四肢厥逆，冷汗，昏厥，血压下降或不稳定，烦躁不安。

2.输卵管妊娠破裂，血液流入腹腔刺激腹膜会出现腹痛。根据患者体位不同及血液聚集于不同位置，可表现为胁肋部痛、下腹部痛、上腹部痛、肛门坠胀、大小便意等。

3.腑实证所致的腹痛为胃脘部或全腹不定位置的绞痛，有麻痹性肠梗阻的症状和体征。

4.子宫蜕膜排出前的腹痛多为下腹中部阵发性绞痛，伴腰部酸胀及阴道流血量增多。

5.血肿包块引起的压迫痛和牵扯痛多出现在异位妊娠破裂出血后1周，表现为肛门坠胀或下腹胀痛，在大便前、小便后明显，自觉大小便难解。血肿包块与大网膜、盆腔壁或其他脏器粘连时会出现牵扯痛，并随活动或体位改变而加剧。

6.在药物保守治疗过程中，下腹包块处常有不定时的刺痛，此为血液吸收过程中常有的现象。

【典型病例】

李某，女，33岁，2008年7月24日初诊。

主诉：停经58天，阴道流血、下腹隐痛28天。

现病史：患者平素月经规律，末次月经2008年5月26日，经量、色、质同既往月经。从6月26日起，阴道出现不规则出血，量少淋漓不尽，伴下腹隐痛。7月11日诊断为"异位妊娠"住院治疗。入院时查血β-HCG：546.31mIU/mL。B超提示：子宫大小正常，内膜厚1.1cm，左附件区见4.6cm×3.8cm×2.5cm混合回声，子宫直肠窝积液3.8cm×4.2cm×3.5cm。住院期间用氨甲蝶呤、米非司酮片、中药杀胚治疗。1周后复查血β-HCG：521.06mIU/mL。B超提示：子宫大小正常，左附件区见6.0cm×6.5cm×4.7cm混合回声区，边界模糊，子宫直肠窝积液3.6cm×3.2cm×2.9cm。患者要求出院，于门诊中医治疗。刻诊：左少腹刺痛拒按，腰痛时作，肛门坠胀感明显，

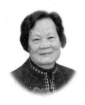

阴道不规则出血，量少，色暗红，少许血块，眠差，不易入睡，纳尚可，二便调，舌质淡暗，苔白，脉弦滑。

诊断：异位妊娠（不稳定型）。

治法：活血化瘀，佐以益气。

处方：赤芍 10g，桃仁 10g，丹参 15g，急性子 5g，蜈蚣 1 条，党参 20g，黄芪 20g，白术 10g，甘草 6g。10 剂，日 1 剂，水煎服。

2008 年 8 月 4 日二诊：阴道不规则出血，量少，基本干净，色暗红，无血块，下腹部隐痛，面色不华，神疲乏力，纳眠尚可，二便调，舌质淡暗，脉沉弱。复查血 β-HCG：0mIU/mL。

诊断：异位妊娠（气虚血瘀型）。

治法：益气化瘀，止血调经。

处方：党参 30g，生黄芪 20g，五灵脂 12g，蒲黄 12g，杜仲 15g，桑寄生 15g，益母草 15g，白术 10g，怀山药 10g，血竭 3g，乌贼骨 30g，三七粉 2g（冲服），砂仁 5g。5 剂，日 1 剂，水煎服。

2008 年 8 月 9 日三诊：服上药 5 剂后血止，上方去益母草、血竭、乌贼骨、三七粉，加皂角刺 10g，继服 10 剂，并拟活血化瘀、消癥散结方药保留灌肠。药用枳壳 10g，丹参 20g，莪术 20g，三棱 20g，皂角刺 20g，王不留行 15g，薏苡仁 10g。10 剂，日 1 剂，保留灌肠。

2008 年 8 月 20 日四诊：时有下腹胀感，余无不适，无阴道流血，舌脉同前。复查 B 超提示：子宫大小正常，左附件区见 3.1cm×3.5cm×2.9cm 混合回声区，子宫直肠窝积

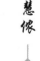

液 3.0cm×1.6cm×1.1cm。继续守三诊中药内服及直肠点滴方，10 剂，日 1 剂。

2008 年 9 月 4 日五诊：月经于昨日来潮，经量中，色暗红，经前少腹、乳房胀痛，腰酸痛不适。

治法：疏肝理气，消癥散结。

处方：香附 10g，川楝子 10g，益母草 15g，川芎 10g，延胡索 10g，当归 10g，蒲黄 10g，五灵脂 10g，杜仲 10g，川续断 15g。5 剂，日 1 剂，水煎服。

月经 5 天干净，月经干净后配合三诊中药保留灌肠 10 天。

2008 年 10 月 7 日六诊：月经于 10 月 2 日来潮，量、色、质无异常，经前及行经时无不适，现月经已干净。复查 B 超提示：子宫、附件区未见异常。守三诊中药保留灌肠，10 剂。

1 年后随访时患者已正常妊娠近两个月。

按：本例属正虚邪实，初诊时血 HCG 尚未正常，故先以宫外孕Ⅱ号方活血化瘀杀胚，方中急性子、蜈蚣为有毒之物，以毒攻毒；佐以党参、黄芪、白术益气健脾扶正补虚、化瘀止血。二诊时血 HCG 已正常，方中用党参、黄芪益气摄血、止血扶正为要；五灵脂、蒲黄、益母草、血竭、乌贼骨、三七粉化瘀止血；杜仲、桑寄生固肾止血。全方以扶正塞流、活血消癥为法。血止后，正气来复，以枳壳、丹参温经活血，皂角刺、王不留行化瘀消癥，三棱、莪术软坚散结，并保留灌肠连用 3 个周期，使药物在局部充分作用。后期有气滞表现，故以疏肝理气、消癥散结为法。

本病例处方用药内外合治，方随证变，药证相符，扶正祛邪兼顾，配合得当，故而取效。

产后病

产后恶露不绝

恶露是胎儿娩出后宫腔内遗留的余血浊液，为离经败血，于机体有百害而无一利，故恶露宜畅不宜滞、宜去不宜留。一般血性恶露在产后 10 天内即止，如果持续 10 天以上仍淋漓不尽则称为"产后恶露不绝"，又称"恶露不尽""恶露不止"。产后恶露不绝是妇产科临床常见疾病，有时虽然量少，但淋漓不净，迁延日久，导致气血虚弱、抵抗力降低而产生感染等病变，严重影响产妇的身体健康，且在精神上给产妇带来极大痛苦，必须及时预防和治疗。《沈氏女科辑要笺正》云："新产恶露过多……冲任不能约束，关闸尽废，暴脱大是可虞。"指出了本病的严重性。

【病因病机】

中医学认为，造成产后恶露不绝的原因是多方面的。《诸病源候论》指出产后恶露不绝可由"虚损"和"内有瘀血"所致。《妇人大全良方》云："夫产后恶露不绝者，由产后伤于经血，虚损不足。或分解之时，恶血不尽，在于腹中，而脏腑夹于宿冷，致气血不调，故令恶露淋沥不绝也。"《景岳全书·妇人规》明言产后恶露不止，有因血热者，有因伤冲任之络而不止者。《妇科心法》云："产后恶露，乃裹儿污血，产时当随胎而下。若日久不断，时时淋漓者，或因冲任虚损，血不收摄，或因瘀行不尽，停留腹内。"闵纯玺在《胎产心法》中对本病的病因病机又提出"恶血不尽，则好血难安，相并而下，日久不止"的见解。综合历代医著的论述，后世把引起产后恶露不绝的基本病机归纳为3点：其一是气虚冲任损伤，其二是血热迫血妄行，其三是瘀血内阻，新血不得归经。这种认识很符合客观实际情况，具有重要的临床实践意义。

结合产后的病理特点和临床所见，陈慧侬教授认为导致产后恶露不绝的主要原因是"虚""瘀"两点。因新产妇人分娩之时用力、汗出、失血及产创带来损伤，易使气血不足，从而"百节空虚""五脏虚羸"。气虚失于统摄，冲任不固，或产时元气大伤，运血无力，以致胞中余血和胞衣残留，瘀血内阻，新血不得归经。《医林改错》云："元气既虚，必不能达于血管，血管无气，必停留而瘀。"可见以上两点作为导致产后恶露不绝的主要原因是不乏理论与实践根据的。

【治疗方法】

《景岳全书》指出："产后气血俱去，诚多虚证，然有虚者，有不虚者，有全实者。凡此三者，但当随证随人，辨其虚实，以常法治疗，不得执有成心，概行大补以致助邪.”《医宗金鉴》云：“产后恶露……当审其血之色，或污浊不明，或浅淡不鲜，或臭，或腥，或秽，辨其为实为虚，而攻补之。”说明掌握恶露的色、质、味是辨别虚实寒热的重要环节。基于产后多虚多瘀的病理特点，本着“虚者补之”“实者泻之”的治疗原则，参合脉证，视其盛衰，进行立法、选方、用药，灵活化裁，则可思过半矣。

1. 气虚证

证候特点：产后血性恶露持续 10 天以上，淋漓不断，色淡红，质稀无异臭，时觉下腹下坠，神疲倦怠，少气懒言，头晕目眩，舌质淡红，苔薄白，脉缓弱。

治法：补益中气，升阳固摄。

处方：补中益气汤加味。

党参，黄芪，白术，当归，陈皮，柴胡，升麻，炙甘草，艾叶，益母草。

2. 血瘀证

证候特点：产后恶露淋漓不断 10 天以上，血量涩少，色紫黑，有血块，小腹疼痛拒按，心烦，胸腹胀闷，舌紫暗，边尖有瘀斑，脉弦涩有力。

治法：活血化瘀。

处方：生化汤合失笑散加减。

当归，川芎，桃仁，炮姜，炙甘草，五灵脂，蒲黄炭。

【典型病例】

病例 1：陈某，女，32 岁，已婚，2004 年 11 月 5 日初诊。

陈慧侬

125

主诉：产后反复阴道流血 50 余天。

现病史：患者自诉素体一般，孕期时常昏倒，血压略低，分娩时因产程较长而产钳助产。产后至今已 50 余天，恶露仍然未尽，量时多时少，色淡红，夹少许血块，无腹痛，神疲乏力，胃纳欠佳，小腹下坠微痛，夜寐易惊醒。产后 42 天常规检查提示子宫复旧欠佳，按压子宫无明显疼痛，曾服产妇康无效。刻诊：阴道少量流血，色淡，质稀，头晕眼花，体倦乏力，小腹略有隐痛，纳差，便溏，舌质淡，苔薄白，脉细。妇科检查：外阴已婚已产型，阴道通畅，见少许淡红色积血，无臭，宫颈光滑，子宫后位，如妊娠两个月大小，质软，无压痛，双附件未及包块，无压痛。B 超提示：子宫增大，宫内见积血暗带。

诊断：产后恶露不绝（气虚型）。

治法：健脾益气，固冲止血。

处方：补中益气汤加减。

党参 15g，黄芪 15g，白术 15g，怀山药 15g，柴胡 6g，升麻 6g，陈皮 6g，艾叶 9g，益母草 15g，当归 10g，炮姜 10g，炙甘草 10g。日 1 剂，水煎服。

2004 年 11 月 13 日二诊：患者诉服上方 7 剂后恶露即止，但仍头晕，体倦，纳差。原方去艾叶、益母草，炮姜改为干姜 10g，加山楂 15g，再服 7 剂调理后，患者精神已振，胃纳渐开，病愈。

按：人身的血液之所以能够正常地运行于经脉之中，而不泛溢于经脉之外，有赖于脾气的统摄作用，故有脾主统血、气主摄血之说。今因脾虚气陷，统摄无权，冲任不

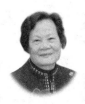

固而致恶露不绝。《素问·至真要大论》云："劳者温之。"病由脾虚气弱引起，当以甘温药物温养脾胃、补中益气。此证不仅脾虚，而且中气下陷，故治疗应双管齐下，一面补中益气，一面升阳举陷，使脾气充而中气复位。方中黄芪补肺气，益中气，升清阳；党参、甘草补脾益气；白术燥湿强脾，辅助黄芪共成补中益气之功；升麻升举脾阳；柴胡疏达肝气，协助黄芪共成升阳举陷之效；陈皮理气醒脾，使补气而无气滞之弊；当归养血调肝，使柴胡疏肝而不损及肝血；加艾叶、益母草、炮姜以暖胞并化瘀止血。本方配伍得当，药证符合，故取得良好效果。

病例 2：丁某，女，29 岁，已婚，2004 年 7 月 6 日初诊。

主诉：产后阴道流血 20 余日。

现病史：患者自诉 2004 年 6 月 15 日顺产，产后至今已 20 余日，因过食辛热大补之品，阴道流血量仍较多，色深红，质稠黏，无腹痛，无发热恶寒，未见肉样物排出，其气臭秽，伴口燥咽干，大便干燥，小便短黄，舌质红，苔少，脉细数无力。B 超提示：子宫增大，宫内未见异常回声。

诊断：产后恶露不绝（血热型）。

治法：养阴清热，凉血止血。

处方：保阴煎加减。

生地黄 12g，熟地黄 15g，白芍 10g，山药 15g，续断 12g，黄芩 10g，黄柏 10g，甘草 5g，煅牡蛎 30g，炒地榆 10g。5 剂，日 1 剂，水煎服。

2004 年 7 月 11 日二诊：服上方后第 4 天，阴道流血已止，口干咽燥等症亦除，舌质仍红，苔薄，脉细略数。守上方去煅牡蛎、炒地榆，加女贞子 10g、墨旱莲 10g。再服5 剂后，舌脉正常而愈。

按：本例患者因产后过食辛热之品，加上产时失血伤阴，阴虚则内热，热扰冲任，迫血妄行，故恶露过期不止且量多。根据"热者清之"的原则，选用保阴煎加减治疗。方中生地黄清热凉血；熟地黄、白芍养血敛阴；黄芩、黄柏清热泻火，直折热邪；山药、续断补肝肾，固冲任；甘草调和诸药；加炒地榆凉血止血，煅牡蛎收涩止血。全方共用，既能清热凉血，又能固冲止血，故药到病除。

产后发热

妇女产褥期内出现发热持续不退或高热寒战，并伴有其他症状，称为"产后发热"。本病临床极为常见，是产后急症之一。若产妇分娩后 1 ～ 2 天内出现轻微发热，而无明显症状，则不属病态。本病病因不同且症状各异，常发生于产程过长、早破膜、剖宫产、产后出血或胎盘剥离不全的患者，其中部分发热病例西医学不能明确诊断，疗效亦不够理想。

【病因病机】

本病病因较为复杂，常见的有外感、感染、瘀血、气虚、血虚、乳蒸等，明代医家张景岳指出："产后发热，有风寒外感而热者，有邪火内盛而热者，有水亏阴虚而热者，

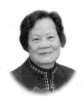

有因产劳倦虚烦而热者，有去血过多头晕闷乱烦热者。诸证不同，治当辨察。"

1. 气血两虚

分娩的过程需要气推血濡，如果分娩时间过长、素体气虚或产后出血，则可形成气血两虚。气不足则阴火内生，血不足则无以敛阳，以致发热。

2. 瘀血停滞

正常情况下，产后胞宫会不断排出余血浊液，使得瘀血去、出血止而子宫复旧，旧除而新生。若产妇素体气虚或因产耗气，气虚无力促瘀血排出，致瘀血停滞，阻碍气机，营卫失调，故令发热。

3. 感受外邪

气虚卫外不固，外感风寒，正邪交争，故恶寒发热；或因产耗气失血，元气受损，邪毒乘虚侵入胞中，正邪交争而致寒战高热。

【治疗方法】

《景岳全书·妇人规》云："产后气血俱去，诚多虚证，然有虚者，有不虚者，有全实者。凡此三者，但当随证随人，辨其虚实，以常法治疗，不得执有成心，概行大补以致助邪。"此论述颇为中肯，实为产后随证诊治之要领。产后多虚多瘀，气虚血瘀为产后发热的主要因素，切不可一遇发热便妄用发汗之法或苦寒之品。应本着"勿拘于产后，亦勿忘于产后"的原则辨证施治，选方用药必须照顾气血。如有实证，治法上亦宜调气血、和营卫，勿犯虚虚实实

陈慧侬

之戒。

1. 气血两虚证

证候特点：产后身有微热，腹痛绵绵，喜按，恶露量少或多，色淡质稀，头晕心悸，自汗，面色萎黄，舌淡，苔薄白，脉细数。

治法：补中益气，和营退热。

处方：补中益气汤加味。

党参，黄芪，白术，当归，陈皮，甘草，柴胡，升麻，地骨皮。

2. 瘀血停滞证

证候特点：产后寒热时作，小腹疼痛拒按，恶露不下或下亦甚少，色紫暗，有血块，舌紫暗，脉沉涩。

治法：活血化瘀，和营退热。

处方：生化汤加减。

当归，川芎，桃仁，炮姜，炙甘草，黄酒，童便。

3. 感受外邪证

（1）感染邪毒证

证候特点：高热寒战，腹部疼痛，压痛明显，拒按，恶露增多，血色紫黑如败酱，气臭秽，心烦口渴，尿少色黄，大便燥结，舌质红，苔黄，脉数有力。

治法：清热解毒，活血化瘀。

处方：五味消毒饮加减。

金银花，野菊花，蒲公英，紫花地丁，紫背天葵。

（2）外感风寒证

证候特点：产后恶寒发热，鼻塞流涕，肢体酸楚，头痛无汗，舌苔薄白，脉浮紧。

治法：养血祛风，疏解表邪。

处方：荆防四物汤加味。

荆芥，防风，川芎，当归，白芍，紫苏叶，白芷，生地黄。

（3）外感风热证

证候特点：发热，微恶风寒，头痛身痛，咳嗽痰黄，口干微汗或无汗，咽痛，舌质红，苔薄黄，脉浮数。

治法：辛凉解表，疏风清热。

处方：银翘散加减。

金银花，连翘，桔梗，芦根，竹叶，荆芥穗，薄荷，牛蒡子，淡豆豉，甘草。

（4）外感暑热证

证候特点：产时正值炎热酷暑，证见身热多汗，口渴心烦，体倦少气，舌红少津，脉虚数。

治法：清暑益气，养阴生津。

处方：青蒿鳖甲汤合两地汤加减。

青蒿，鳖甲，知母，生地黄，地骨皮，牡丹皮，沙参，麦冬，当归。

【典型病例】

病例1：黄某，女，29岁，已婚，2003年5月8日初诊。

主诉：产后25天，发热恶寒伴头痛身痛两天。

现病史：患者自诉两天前不慎感受风寒，症见发热恶寒，头痛身痛，咳嗽，鼻塞流涕，自测体温37.8℃。自服小柴胡冲剂后症状无明显改善，次日发热恶寒加重，头痛身痛更甚。来院后测量体温39℃，舌质淡红，苔白腻，脉浮数。查体：身热无汗，咽略红，扁桃体不大，心肺听诊无异常，腹软，无压痛，恶露已净。妇科检查：外阴正常，阴道通畅，宫颈光滑，子宫前位，如孕6周大小，质软，无压痛，双附件无压痛，未及包块。

诊断：产后发热（外感风寒型）。

治法：解表散寒，养血止咳。

处方：荆防四物汤加减。

荆芥10g，防风10g，羌活6g，紫苏叶10g，当归10g，川芎10g，白芍10g，熟地黄10g，小葱白3枚。

服3剂药后热度退，感冒愈。

按：产后发热是产后急症之一，大多由于产妇在产褥期间饮食不节，起居不慎，寒温失调，产时产道损伤，感受风寒暑热邪毒；或产后阴血骤虚，气血亏虚，阴阳失调。临床证候一般为虚多实少或虚实兼夹，虚证以血虚、气虚、阴虚为主，治宜补血清热、甘温除热；邪毒瘀血而致者，则治宜疏风清热解毒，兼活血化瘀之法；虚实夹杂者病情较为复杂，辨证时要注意正邪的强弱，辨证求因，审因论治。此病例产后亡血伤津，复感风寒，虽寒束肌表，但正虚为先，属虚实夹杂之证，故不宜用麻黄、桂枝等过热发汗之品，荆防四物汤既能养血，又能疏解表邪，切中病机，故服药后病情向愈。

病例2·王某，女，30岁，已婚，2005年3月20日初诊。

主诉：产后发热汗出10天。

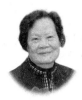

现病史：患者自诉 10 天前自然分娩一男婴，因产时失血过多，产后次日即出现身微热，自汗出，伴小腹疼痛绵绵，喜按，恶露量少色淡。刻诊：身有微热，体温 37.5℃，自汗出，伴小腹隐痛，喜按，头晕耳鸣，目眩，心悸少寐，手足麻木，大便干燥，面色萎黄无华，腹软，舌淡，苔薄，脉弱细微数。

诊断：产后发热（气血两虚型）。

治法：补中益气，和营退热。

处方：补中益气汤加减。

黄芪 15g，党参 15g，白术 10g，当归 10g，陈皮 6g，柴胡 10g，甘草 5g，白薇 10g，地骨皮 10g。3 剂，日 1 剂，水煎服。

2005 年 3 月 23 日二诊：服上方 3 剂后热退身凉，腹痛、头晕、耳鸣等症状减轻，但仍自汗，大便干结难解。守上方去白薇、地骨皮，加防风 10g、鸡血藤 20g、熟地黄 10g。日 1 剂，水煎服。连服 7 剂后，诸症皆除。

按：《素问·至真要大论》云："劳者温之……损者益之。"本病例产时失血过多，失血则伤津，阴血骤虚，阴不敛阳，虚阳外浮，故低热缠绵，自汗出。气随血耗，中气不足，故当以甘温药物治之，温养脾胃，补中益气。方选补中益气汤加减，补中益气汤甘温除热，加地骨皮、白薇性寒清热。全方共奏补血益气、和营退热之效，故药后热退。

产后身痛

妇女在产褥期内出现肢体或关节酸楚、疼痛、麻木、重着，称为"产后身痛"，又称"产后关节痛""产后痹症""产后痛风"，俗称"产后风"。目前，孕龄期妇女因多次人为堕胎、小产后将息调养不善引起的肢体或关节疼痛也归属于产后身痛的范畴。

【病因病机】

对于产后身痛的病因，唐代《经效产宝·产后中风方论》指出其为"产伤动血气，风邪乘之"所致，这也是该病在古籍中最早出现的论述；宋代《当归堂医从·产育宝庆集》指出本病的病因为气虚血滞，并立"趁痛散"疗之；明代《效注妇人良方·产后遍身疼痛方论》补充了"血瘀滞"与"血虚"的不同；清代《医宗金鉴·妇科心法要诀》概括本病病因主要有血虚、外感与血瘀。

本病发生的原因主要是正虚邪侵。正虚有二，一是产后元气、津血俱伤，腠理疏松，所谓"产后百节空虚"，关节经脉失于濡养，以致肢体麻木疼痛；二是"妇人以肾系胞，产则劳伤肾气"，肾虚腰失所养而见腰背疼痛、胫膝酸软、足跟痛等症状。所谓邪侵，一是产后气血俱虚，风寒湿邪乘虚侵入，使气血运行不畅，阻滞经络关节，不通则痛；二是产后"伤津亡血，瘀血内阻，多虚多瘀"，瘀血留滞经络、筋骨之间而致身痛。产后身痛发生的主要机理是产后气血虚弱，脏腑虚损未复，百节空虚，阳气受损，卫虚不固，风寒湿之邪乘虚侵入机体，使气血凝滞，络脉不通或经络失养，从而导致产后身痛。陈慧侬教授在临床观察到，产后身痛为多因素致病，以血虚为主，可兼夹外感、肾虚或血瘀，多表现为虚实错杂，故本病的发生是以血虚为本，风寒湿邪瘀结为标，本虚标实，虚实夹杂。

【治疗方法】

根据产后多亡血伤津，元气受损，瘀血内阻，多虚多瘀的特点，产后身痛的治疗上应以扶正祛邪为大法，也就是朱丹溪所说的"产后无得令虚，当大补气血为先，虽有杂证，以末治之"。

（一）中药辨证内服

1. 血虚证

证候特点：产后遍身关节酸楚、疼痛，肢体麻木，面色萎黄，头晕心悸，舌淡苔薄，脉细弱。

治法：养血益气，温经通络。

处方：黄芪桂枝五物汤加减。

黄芪，桂枝，芍药，生姜，大枣。

2. 血瘀证

证候特点：产后身痛，尤见下肢疼痛、麻木、发硬、着重、肿胀明显，屈伸不利，小腿压痛，恶露量少，色紫暗，夹血块，小腹疼痛拒按，舌暗，苔白，脉弦涩。

治法：养血活血，化瘀祛湿。

135

处方：身痛逐瘀汤加减。

秦艽，川芎，桃仁，红花，羌活，没药，五灵脂，当归，牛膝，香附，地龙，甘草。

3. 风寒证

证候特点：产后肢体关节疼痛，屈伸不利，或痛无定处，或冷痛剧烈，宛如针刺，得热则舒，或关节肿胀、麻木、着重，伴恶寒怕风，舌淡苔薄白，脉濡细。

治法：养血祛风，散寒除湿。

处方：独活寄生汤。

独活，桑寄生，秦艽，防风，细辛，当归，川芎，干地黄，杜仲，牛膝，人参，茯苓，甘草，桂心，芍药。

4. 肾虚证

证候特点：产后腰膝、足跟疼痛，艰于俯仰，头晕耳鸣，夜尿多，舌淡暗，脉沉细弦。

治法：补肾养血，强腰壮骨。

处方：养荣壮肾汤加减。

当归，川芎，肉桂，独活，杜仲，川续断，桑寄生，防风，生姜。

（二）针灸、拔罐

针刺可直达病所，疏通经络，宣导气血，激发经气，使局部血液循环加快，改善病所周围组织营养，对消除疼痛有较好的效果。灸法具有温通经络，行气活血，祛湿逐寒，消肿散结，预防保健的作用。拔罐疗法通过对经络、穴位或病变部位产生负压吸引作用，使局部血管扩张、毛

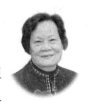

细血管充血，可改善血液循环，使经络气血畅通，濡养组织皮毛，同时通过经络使脏腑器官得到营养，鼓舞振奋人体气血。

常用的穴位有阳陵泉、曲池、命门、肩髃、合谷、阴陵泉、足三里、三阴交、关元、肝俞、脾俞、肾俞及阿是穴。

穴位常规消毒，每次选取5～6个穴位，用0.35×5.0mm毫针针刺。直刺针处得气后，可直接用闪火法将火罐扣吸其处；斜刺针处施用手法得气后拔针，然后用闪火法拔罐，留罐20分钟。闪火法拔罐对局部皮肤有温热刺激作用，可温经散寒，同时可吸出瘀血，既可降低局部张力，促进血液循环，又可随血排出一部分致痛物质，给邪以出路，起到活血止痛的作用。

选择针刺、艾灸、拔罐或各种治法联合应用，以及手法的强弱补泻，当随患者的体质情况而定。一般来说，凡是虚证多采用单灸不针或针上加灸之法，实证则多采用单针不灸，手法则以泻法为主，对于虚实夹杂之证则针灸并用、补泻兼施。

（三）中药蒸汽熏蒸洗浴

中药蒸汽熏蒸洗浴是中医治疗学中一种独特的外治法，早在《内经》中就有"摩之浴之"的记载，现在其已是中医治疗多种疾病的疗法。本治疗方法能促进血液循环，改善机体微循环，激活人体免疫机能，不但对治疗外感风寒湿邪所致的产后身痛效果良好，也可以应用到其他痹证疼痛的治疗之中，且对减肥、健美、调节中枢神经系统有帮助。

常用药物有羌活、荆芥、寻骨风、透骨草、附子、桑枝、伸筋草、白芷、防风、生姜等。

用法：药物加水 2000mL，用砂锅煮开后，文火煎 20 分钟，趁热蒸汽熏蒸全身关节，热度合适后药液擦拭全身，治疗期间宜多饮水。

（四）治疗注意

1.产后身痛的发生与产褥期的生理密切相关，发病机制主要是产后血虚，经脉失养，或产后卫阳不固，外邪乘虚袭于经络而致。产后身痛以虚为主，多虚实夹杂，而又以血虚为本，风寒湿邪瘀结为标。所以，治疗时应遵循"勿拘于产后，亦勿忘于产后"的原则，既要益气养血以治本，又要兼顾祛风散寒、除湿化瘀，于补气养血之中，据感邪之偏盛不同，分别佐入祛风、散寒、除湿、化瘀、通络之品以标本同治。但驱邪之时不宜选用辛温性燥的药物，恐重伤阴液。此外，若体虚病久，又宜多与补益肝肾药共用以增药力。另外，治疗时应注意保暖，避免外邪入侵或使病情加重而难以痊愈。

2.治疗本病以养血为主，若有外感当慎用发汗祛风药，防止误用或用量过大而发生他疾，只宜稍佐宣络之品，如荆芥、防风等。《沈氏女科辑要笺正》云："此证多血虚宜滋养，或有风寒湿三气杂至之痹，则养血为主，稍参宣络，不可峻投风药。"

3.本病重在预防,应当注意产褥期的护理。居室宜温度适宜,清洁干燥,保持空气流通;衣被需薄厚合适,以防外感风寒;饮食宜清淡、易于消化,并富含营养;作息宜劳逸结合,不宜过度劳作,以免耗伤气血;应适当锻炼,增强体质,提高抗病能力。另外,注意保持心情舒畅,避免情绪波动。

【典型病例】

姜某,女,32岁,2007年8月24日就诊。

主诉:顺产后两个月余,全身疼痛45天。

现病史:患者诉于2007年6月15日足月顺产,产后无不适。2007年7月9日无诱因出现全身关节肌肉疼痛,其中手指关节及膝关节疼痛明显,因在"月子"中,未及时治疗。"出月子"后曾前往医院诊治,查血沉、类风湿因子等均无异常,服用中药(具体不详)后症状未缓解。刻诊:全身关节肌肉疼痛,晨起明显,遇寒、遇风疼痛加重,腰部冷痛,自汗畏风,恶露产后50天方止,现哺乳,纳眠可,小便调,大便稍干,舌质淡暗,苔薄白,脉虚细。追问患者,"坐月子"时正值天气炎热,贪凉久居空调房。

诊断:产后身痛(气血虚弱、外感风寒型)。

治法:补气养血,疏风散寒通络。

处方如下。

(1)内服方:玉屏风散合黄芪桂枝五物汤加减。

黄芪20g,白芍15g,桂枝10g,当归15g,鸡血藤15g,秦艽10g,熟地黄15g,白术15g,桑枝10g,党参20g,防风 10g，生姜 10g。7 剂，日 1 剂，水煎服。

（2）外洗方：寻骨风 30g，透骨草 30g，伸筋草 30g，白芷 15g，桂枝 15g，防风 30g，生姜 30g。上药加水 2000mL，用砂锅煮开后，文火煎 20 分钟，趁热蒸汽熏蒸全身关节，药液热度合适后擦拭全身。7 剂，日 1 剂。

2007 年 9 月 3 日二诊：畏风、畏寒、身痛等症状减轻，脚跟及膝关节疼痛缓解不明显，头晕乏力，神疲，面色少华，舌质淡暗，苔薄白，脉细。上方去防风、桑枝、生姜，加桑寄生 15g、川续断 15g。7 剂，日 1 剂，水煎服。继用 7 剂外洗药物。

2007 年 8 月 24 日三诊：药后诸症均减，全身肌肉及关节疼痛明显减轻。继以上方内服，10 剂后病愈。

按：产后身痛发生的原因主要是由产后百脉空虚，外邪入侵而致。"产后真元大损，气血空虚"，且"妇人以肾系胞，产则劳伤肾气"，故产后妇人以气血虚和肾虚为主。气血虚致关节经脉失于濡养，故出现肢体麻木疼痛；肾虚腰失所养而见腰背疼痛、胫膝酸软、足跟痛等症状。产后气血俱虚，风寒湿邪乘虚侵入，使气血运行不畅，阻滞经络关节，不通则痛；或因产后"亡血伤精，瘀血内阻，多虚多瘀"，瘀血留滞经络、筋骨之间而致身痛。根据朱丹溪"产后无得令虚，当大补气血为先，虽有杂证，以末治之"的原则，治疗上以扶正祛邪为大法。治疗时以补血气、益肝肾固本为主，兼祛外邪，以达治病求本的目的。黄芪桂枝五物汤合玉屏风散加减可以大补元气以生血行血，温煦百节以祛风散寒。

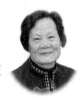

　　中药熏蒸是中医治疗学中一种独特的外治法，早在《内经》中就有"摩之浴之"的记载，通过高温熏蒸发汗，使风寒湿邪透表而解，而且可借药液轻清氤氲之气通过皮肤、腧穴等直透腠理，进入经脉血络，使药力能够直达病所。外洗方中寻骨风、透骨草、伸筋草祛风通络，舒筋活血；桂枝温经散寒；防风祛风散寒，胜湿止痛；生姜辛温发散解表；白芷具有辛香走窜之力。诸药合用，共奏温通血脉、祛邪通络、调畅气血之功。

　　陈慧侬教授强调，在治疗时应注意祛瘀时不宜攻伐太过，"妇人以血为用"，产褥期内气血阴液俱虚，克伐太过恐伤其正。还应注意祛风散寒时勿过温燥，以免劫灼阴液。补气养血时还应勿过滋腻，以防碍胃助邪、闭门留寇。

产后缺乳

　　妇女产后乳汁甚少或全无，不能满足婴儿的需要，称为"产后缺乳"，多发生在产后数天至15日内，也可发生于整个哺乳期。本病属于中医学"产后乳汁不行""无乳""乳难"等范畴，《诸病源候论》中有"产后乳无汁候"，《经效产宝》中有"产后乳无汁"等方论。

　　母乳喂养是全球公认的最佳喂养方式，母乳中营养素齐全，适合婴儿消化吸收，能全面满足婴儿生长发育的需要。母乳内含加工食品所不具备的300余种免疫物质，如分泌性免疫球蛋白 A、免疫球蛋白 M、免疫球蛋白 G、免疫球蛋白 D、促生长因子、肠道激素、活性酶、大吞噬细胞、B淋巴细胞、T淋巴细胞等，能增强婴儿的免疫力。另外，母乳喂养可增进母子间的情感交流，促进婴儿的智能发育，通过婴儿吸吮乳汁还可以刺激母亲的子宫收缩，减少产后出血，抑制排卵，推迟月经复潮，减少乳腺癌和卵巢癌的发生。

统计表明，产后缺乳的发病率为22.2%，且有上升趋势，因乳量不足致母乳喂养失败的比例约为34.39%。因此，产后缺乳的预防及治疗是较为迫切的工作。

【病因病机】

隋代《诸病源候论》列有"产后乳无汁候"，认为本病是因为"既产则血水俱下，津液暴竭，经血不足"。唐代《经效产宝》则认为"气血虚弱，经络不调"为缺乳的病因。宋代陈无择在《三因极一病证方论》中分虚实论缺乳："产妇有两种乳脉不行，有气血盛而壅闭不行者，有血少气弱涩而不行者。虚当补之，盛当疏之。"这对后世研究缺乳颇有启迪。金元时期张子和在《儒门事亲》中说："妇人有本生无乳者，不治。或因啼哭、悲怒郁结，气溢闭塞，以致乳脉不行。"清代《傅青主女科》云："妇人产后绝无点滴之乳，人以为乳管之闭也，谁知是气与血之两涸乎？夫乳乃气血所化而成也，无血固不能生乳汁，无气亦不能生乳汁。"现代学者认为，产后缺乳的病机大多为气血虚弱，生化不足，无乳可下，或肝气郁结，乳脉壅塞，乳不得下。陈慧侬教授非常赞同以上观点，认为产后缺乳的病因病机主要有以下几点。

1. 气血虚弱

脾胃为后天之本，气血生化之源，而气血为乳汁分泌的主要物质基础。《傅青主女科》云："夫乳乃气血之所化而成也，无血固不能生乳汁，无气亦不能生乳汁。然二者之中，血之化乳，又不若气之所化为尤速。"又云："世人不知大补气血之妙，而一味通乳，岂知无气则乳无以化，无血则乳无以生，不几向饥人而乞食，贫人而索金乎？治法宜补气以生血，而乳汁自下，不必利窍以通乳也。"气血由水谷精微所化生，若产妇素体脾胃虚弱，中气不足，或产后耗气伤血，或忧思伤脾，以致气血亏虚，则会导致产后乳汁不行或行而甚少。

2. 肝郁气滞

《傅青主女科》云："两乳胀满作痛，是欲化乳而不可得，非气郁而何……治法宜大舒其肝木之气，而阳明之气血自通，而乳亦通矣。"若产妇平素性情急躁，或产后情志抑郁，肝失条达，气机不畅，以致经脉涩滞，阻碍乳汁运行，则乳汁不行而缺乳。

3. 痰浊阻滞

若产妇饮食不节，脾胃升清降浊功能失调，津液不能化生乳汁，反变浊为痰，痰湿壅阻经脉，气机不畅，阻滞乳络，则致产后缺乳。

此外，精神紧张、劳逸失常、哺乳方法不正确等均可影响乳汁分泌，进而导致缺乳的发生。

【治疗方法】

（一）辨证治疗

1. 气血虚弱证

证候特点：乳汁量少甚或全无，乳汁清稀，乳房柔软无胀感，面色少华，头晕目眩，神疲食少，舌淡，苔薄白，脉虚细。

治法：补气养血，佐以通乳。

处方：通乳丹或八珍汤加减。

人参，黄芪，当归，麦冬，木通，桔梗，猪蹄。

2. 肝郁气滞证

证候特点：产后乳汁分泌少，甚或全无，胸胁胀闷，情志抑郁不乐，或有微热，食欲不振，舌质淡红，苔薄黄，脉弦或弦滑。

治法：疏肝解郁，通络下乳。

处方：下乳涌泉散或逍遥散加减。

当归，白芍，川芎，柴胡，青皮，生地黄，漏芦，天花粉，通草，桔梗，白芷，穿山甲，王不留行，甘草。

3. 痰浊阻滞证

证候特点：乳汁甚少或无乳可下，乳房硕大或下垂不胀满，乳汁不稠，形体肥胖，胸闷痰多，纳少便溏，或食多乳少，舌淡胖，苔腻，脉沉细。

治法：健脾化痰通乳。

处方：苍附导痰丸合漏芦散加减。

茯苓，半夏，陈皮，甘草，苍术，香附，胆南星，枳

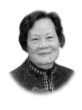

壳，生姜，神曲，漏芦，蛇蜕，瓜蒌。

（二）治疗用药中注意事项

1. 产后缺乳的患者均存在乳络欠通的情况，应在辨证选方用药的基础上，酌加穿山甲、王不留行、通草、路路通、丝瓜络等疏通乳络之品。

2. 乳汁为津液之一，津血同源，气血不足可渐至津亏液少，津液不足则缺乳。所以，在选方用药时多辅以滋阴生津之品，如麦冬、山药、沙参、枸杞子等。

3. 除药物治疗缺乳外，正确合理地进行生活、饮食、精神等方面的调理非常重要，应该注意以下几点。

（1）母婴同室，早开奶，按需哺乳

早期母乳有无及泌乳量多少在很大程度上与哺乳开始的时间及泌乳反射建立的迟早有关，母婴同室、早开奶、按需哺乳可以减少缺乳的发生。

（2）调情志

母亲良好的心理状态是乳汁分泌充足的重要保证，要避免过度的精神刺激，以防乳汁泌泄发生异常。现代社会的快节奏生活常常会使人的情绪产生极大的波动，而对初为人母的产妇来说，产后忽然间变得纷乱而忙碌的生活，更让其难以马上适应。产妇往往会产生焦虑、烦躁的情绪，而这种不良的情绪常会通过大脑皮层影响垂体的功能，抑制催乳素的分泌，最终导致缺乳的发生。所以，产妇要多注意心态的调节，保持稳定的情绪和良好的精神状态。

（3）及早治疗

发现乳汁较少要及早治疗，一般在产后15日内治疗效果较好，若时间过长，乳腺上皮细胞萎缩，则用药往往疗效不佳。

（4）保持充足睡眠

体力消耗过大不仅影响乳汁分泌，还会使其中蛋白质含量下降，所以产妇要保证充足的睡眠，注意劳逸结合，以免过度劳累影响乳汁的质和量。

（5）注意合理饮食

健康而均衡的饮食是乳汁流畅充足的前提，饮食中需要有足量的蛋白质、脂肪及丰富的维生素和矿物质。有些爱美心切的产妇为了尽快恢复到产前的体重和体型，过早减肥，进食量很少，只吃少量的水果和蔬菜，基本不吃肉类，结果使体内蛋白质、脂肪等营养物质极度缺乏，气血得不到补充，进而导致乳汁不充足。所以，新鲜水果和蔬菜，以及瘦肉、牛奶、鱼、肝等是产妇必需的，尤其应注意增加鱼汤、肉汤等高汤类饮食，对产后缺乳非常有效。

【典型病例】

张某，女，31岁，初产妇，2008年5月17日就诊。

主诉：产后乳汁稀少12天。

现病史：患者2008年5月5日剖宫产一女婴，因宫缩欠佳，产时和产后出血较多。患者因产后畏惧疼痛，未及时哺乳，产后两天仍毫无乳汁。经多方治疗，乳汁稍有，但不足婴儿食用。刻诊：面色少华，神疲乏力，头晕纳少，夜眠差，恶露色淡红，量少，舌淡，苔薄白，脉细。查体：乳房柔软，触之不痛不胀，乳汁点滴量少。

诊断：缺乳（气血虚弱型）。

治法：补益气血通乳。

处方：人参 10g，黄芪 20g，当归 15g，王不留行 10g，麦冬 15g，桔梗 10g，通草 6g，猪蹄 1 只。7 剂，日 1 剂。上药除人参外水煎去药渣，药液与猪蹄熬汤，猪蹄汤分两次服，另煎人参兑服。并嘱患者按需哺乳，养成良好的哺乳习惯；保证充分的睡眠和足够的营养，但不要滋腻太过，少食多餐，多食新鲜蔬菜、水果，多饮汤水，多食催乳食品，如鲫鱼、八爪鱼、黄豆、黄花菜、木耳、香菇等；保持乐观、舒畅的心情。

2008 年 5 月 25 日二诊：药后乳汁增多，基本可以不添加奶粉喂养婴儿。上方 5 剂，继续治疗。

2008 年 6 月 20 日三诊：患者诉从 6 月 12 日起乳汁减少，自服上药 5 剂，未效。询问产妇因婴儿喂养问题与家人发生口角，次日即出现乳汁减少，不足以喂养婴儿。刻诊：胸胁胀满，情志抑郁，喜太息，食少，眠差，舌质稍红，苔薄黄，脉弦。查体：乳房胀硬，稍痛，无红肿，乳汁稠，量少。

诊断：缺乳（肝郁气滞型）。

治法：舒肝解郁，通络下乳。

处方：柴胡 10g，王不留行 10g，白芍 10g，当归 10g，川芎 10g，穿山甲 10g，通草 10g，白芷 10g，炙甘草 6g。5 剂，日 1 剂，水煎服。

上方连服5剂，诸症减轻，乳汁增多。继服5剂，诸症消失，乳汁充足。

按：《傅青主女科》云："乳乃气血所化而成也，无血固不能生乳汁，无气亦不能生乳汁……乳汁之化，原属阳明，然阳明属土……必得肝木之气以相通，始能化成乳汁……羞愤成郁，土木相结，又安能化乳而成汁也。"由此可见，乳汁为血所化，又赖气以运行，故产后气血的盈亏直接影响乳汁的分泌。而气为血之帅，血为气之母，二者同为化生乳汁的源泉，缺一不可，故气血亏虚是产后乳汁分泌不足的根本原因。气血的盈亏是乳汁产生的物质基础，但它依赖于脾胃之健运和肝之疏泄的正常协调，若肝气郁结，化火伤阴，致阴液不足，或肝阳上亢，气血逆乱，就会导致乳汁不行，甚或全无。所以，缺乳的治疗宜从脾、胃、肝三方面考虑。

该患者初诊时根据主症、舌、脉等辨为气血不足造成的缺乳，猪蹄含丰富的胶原蛋白，乃血肉有情之物，峻补其阴；人参大补元气，益气生血；猪蹄阴寒，既遏制人参之温，又得人参之温，故新产虽多虚，而可不畏其阴、不虑其寒。王不留行性平，味苦，归胃经，活血通经下乳，善于通利血脉，行而不住，走而不守，上能通乳汁，下能通经闭。黄芪性微温，味甘，归脾、肺经，既能补气健脾生血以化乳，又能补气行气以通乳。当归性辛、温，味甘，入肝、心、脾经，甘温补血，辛散活血，为补血之要药，既养血以助乳汁化源，又活血使乳汁通畅，一药而擅其功。麦冬性味甘、微苦，归肺、胃、心经，具有养阴生津、润肺益胃、清心除烦之功效，《医学启源》中说麦冬"通经枯乳汁不下"，兼有下乳之作用。诸药合用，大补气血而下乳。三诊时的缺乳是由于肝郁气滞造成的，再用补益气血的方法是不奏效的，需舒肝解郁通络才能下乳。

杂　病

排卵障碍性不孕症

一、无排卵性不孕症

不孕症是指夫妇同居，性生活正常，男方生殖功能正常，两年未避孕而未受孕者。因卵巢不排卵而造成的不孕症，称为无排卵性不孕症。引起无排卵的原因很多，如先天性卵巢发育不良、席汉氏综合征、无排卵型功血、卵巢早衰、多囊卵巢综合征、高催乳素血症等。

【病因病机】

袁了凡曰："天地生物，必有氤氲之时；万物化生，必有乐育之时……凡妇人一月经行一度，必有一日氤氲之候……有欲交接不可忍之状，此的候也。于此时，逆而取之则成丹，顺而取之则成胎。"这是古人对"排卵"的认识。《圣济总录》曰："妇人所以无子者，冲任不足，肾气

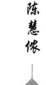

149

虚寒也。"肾主藏精、生长发育、生殖及主骨生髓，朱丹溪曰："妇人久无子者，冲任脉中伏热也。夫不孕由于血少，血少则热，其原必起于真阴不足。真阴不足，则阳盛而内热，内热则荣血枯，故不孕。"缪仲淳也认为："妇人不孕，亦有阴虚火旺，不能摄受精血。"对于无排卵性不孕症，许多医家认为与肾阴不足有关。由于先天因素，禀赋不足，或疾病、饮食伤及脾胃，或失血耗血，生精不利，或久病伤津耗液，阴精匮乏，或肝郁化火、劳神伤心等而伤阴耗液，或热病、素体阳热亢盛，伤津耗液，或瘀血阻滞，脉道不畅，津、血、精运行受阻，精气不能下达于肾，或气虚津液失布，聚而生痰，生精不足，痰阻脉道，津、血、精传导不畅等诸多因素，导致肾精不足，真阴亏损，相火扰动，天癸不利，冲任不足，胞络胞脉空虚，卵巢失于濡养，从而导致卵泡生成及排出受阻。

陈慧侬教授认为，无排卵性不孕症的病理在于肾阴不足、癸水不充，治疗以益阴补肾填精为至要。为何从中医学角度认识无排卵及排卵功能障碍的病理重于考虑肾阴及癸水的不足？陈慧侬教授认为原因有二：其一，卵为有形之物，靠有形之阴，如水、精、血化生而成，也靠阴液之滋养发育成熟。虽然阳气在卵子生长过程中，尤其是在排出时起着动力的作用，不能忽视，但卵子生长成熟的物质基础至关重要。《石兰秘录》云："肾水衰者，则子宫燥涸，禾苗无雨露之润，亦成萎黄。"肾阴、癸水不足，不能涵养子宫，犹如无雨水滋养禾苗，自然不能发育成熟结出稻谷，这朴实的自然生长规律古人已早有认识。其二，无排卵或

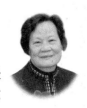

排卵障碍的临床表现多为月经后期、稀发、量少等之行经物质不足、阴亏水少的症状，故认为"肾阴不足，癸水不充"是本病的主要病理。当然，肾阴不足、癸水不充会引起复杂的病理变化，在临证上不能忽视。

【治疗方法】

由于无排卵性不孕症的病理在于肾阴不足、癸水不充，所以治疗以益阴补肾填精为至要。无排卵主要是由肾－天癸－冲任－胞宫生殖轴调节失衡所致，其病本在肾，以瘀血、痰湿、肝火为标，往往虚实夹杂。治疗时除补肾填精之外，需辅以活血化瘀、调肝宁心、化痰开窍之法，并要顺应月经周期中的阴阳变化规律，调理肾的阴阳气血变化使之归于常态，卵子才能得以充养成熟并排出。只有肾中真阴充实，阳气温煦，任通冲盛，才能正常排卵，经候如期，胞宫才具备种子的条件。

卵泡期为阴长时期，即阴精积累期，此时为卵泡的快速发育阶段。此阶段应补肾益天癸，养血调冲任，使精血充盈，气血调和，并重用补肾益精的血肉有情之品，增加肾阴癸水，奠定卵子产生成长的物质基础，以支持并促进卵泡的发育和子宫内膜的生长，为排卵期打下物质基础。

排卵期是肾的阴精发展到一定程度即将重阴转阳的阶段。此时，卵泡发育至成熟阶段，卵泡破裂，卵子排出，此时应养血活血、理气通腑，并酌补肾阴肾阳，以促进卵子的排出和输卵管的蠕动。

黄体期即排卵后至行经前的一段时间，此期是阳充阴长、肾气渐旺、宫暖待孕的阶段，是排卵后黄体形成、子宫内膜由增殖期过渡到分泌期及受精卵着床的关键时期。此时治疗宜养气血、益肾气、固冲任，应阴阳并补、重用温肾。

【典型病例】

李某，女，28岁，2006年11月6日初诊。

主诉：婚后未避孕未怀孕3年。

现病史：患者诉4年前无诱因出现月经稀发，周期为45天至3个月，行经量少，色红夹小血块，经行下腹隐痛，经期尚正常。结婚3年，有生育要求，未避孕未怀孕。末次月经2006年10月15日，用黄体酮注射液后来潮，孕0产0，其丈夫精液检查无异常。2006年8月在外院检查性激素：LH 35mIU/mL，FSH 9mIU/mL。B超提示：子宫前位，正常大小，双侧卵巢增大，双侧卵巢切面卵泡数大于10个，卵泡最大8mm×6mm。诊断为多囊卵巢综合征、不孕症，曾用氯米芬及HCG治疗，症状未见明显好转，今要求中药治疗来诊。刻诊：月经周期第22天，自觉腰膝酸软，头晕乏力，心烦，夜眠差，梦多易醒，盗汗，带下量多色黄，口干纳少，小便调，大便结，舌质红伴少许瘀点，苔少，脉弦数。妇科检查：外阴已婚式，阴毛密集连及肛门，阴道无异常，宫颈光，宫体后位，正常大，活动好，两侧附件均触及卵巢。

诊断：①多囊卵巢综合征；②原发性不孕症（肾阴虚夹瘀型）。

治法：补肾益精，活血化瘀。

处方：鹿角胶 15g（烊化），香附 10g，牛膝 10g，龟板 15g，桃仁 10g，菟丝子 15g，淫羊藿 15g，黄精 15g，泽兰 15g，莪术 15g，郁金 15g，皂角刺 10g。15 剂，水煎服，日 1 剂。

2006 年 11 月 22 日二诊：月经未来潮，时有乳房胀痛，头晕，腰膝酸软，白带不多，色白，纳可，眠差，二便调，舌质红伴少许瘀点，苔白，脉滑细。上方去黄精、泽兰、郁金、龟板，加益母草 15g、红花 6g。7 剂，水煎服，日 1 剂。

2006 年 12 月 5 日三诊：月经昨日（12 月 4 日）来潮，量少，色暗，夹血块，伴下腹隐痛，乳房胀痛，舌质暗红伴少许瘀点，苔白，脉滑细。药用川续断 15g，当归 10g，川芎 10g，桃仁 10g，菟丝子 15g，益母草 15g，炙甘草 5g，白芍 10g，熟地黄 15g。5 剂，水煎服，日 1 剂。

2006 年 12 月 11 日四诊：月经 6 天干净，自觉无不适，舌脉同前。治以补肾益精、调养气血，方用自拟归肾丸加减。药用山茱萸 15g，山药 15g，枸杞子 15g，熟地黄 10g，党参 20g，巴戟天 15g，菟丝子 15g，当归 15g，白芍 15g，鹿角胶 15g（烊化），龟板胶 20g（烊化）。10 剂，水煎服，日 1 剂。

2006 年 12 月 22 日五诊：白带增多，少许透明拉丝状，舌质淡红伴少许瘀点，苔白，脉细。治以行气养血活血。药用当归 10g，白芍 10g，山茱萸 15g，菟丝子 15g，川芎 10g，熟地黄 15g，皂角刺 10g，丹参 15g，川续断 15g，杜仲 10g。3 剂，水煎服，日 1 剂。

2006 年 12 月 25 日六诊：一般情况好，时有腰酸，舌脉同前。治以温肾暖宫、调补冲任，方用右归丸加减。药用当归 15g，白芍 15g，熟地黄 15g，山茱萸 10g，党参 20g，白术 15g，鹿角胶 15g（烊化），菟丝子 15g，川续断 15g，仙茅 15g，杜仲 15g，肉桂 5g。10 剂，水煎服，日 1 剂。

以后按照上述方法调理半年，月经能按时来潮，于 2007 年 10 月妊娠。

按：多囊卵巢综合征是女性无排卵性不孕的主要内分泌原因之一，多因肾虚精血不足，瘀血内结，痰湿蕴阻，经脉闭塞所致。该病病因病机较为复杂，涉及肾、脾、肝三脏功能失调，并有痰湿、瘀血等病理产物使肾－天葵－冲任调节功能紊乱。其中肾虚是发病关键，痰湿、瘀血内阻为其常见的病理环节。数种病因病机常相互错杂并存，导致多种症状同时出现。陈慧侬教授结合多年的临床经验，根据月经周期的不同阶段，以补肾为基本治疗法则分期论治。

用西药治疗多囊卵巢综合征的优点是服药方便，促排卵见效快，排卵率高。其存在的问题是排卵率高而妊娠率低、流产率高、发生卵巢过度刺激征可能，以及部分患者对氯米芬抵抗等，这些问题目前尚没有良好的对策。中药的补肾药可通过性腺轴、肾上腺进行多水平、多靶器官的调节，起到降低雄激素、促排卵的作用。在整个治疗过程中，排卵期应用理气活血药物非常重要和关键。据现代研究，活血化瘀药物能调节卵巢酶系统而作用于卵巢包膜，使增厚的卵巢包膜变薄，增大的卵巢恢复正常，从而有利于卵子排出，减少卵泡黄素化的发生。

二、黄体功能不全性不孕症

黄体功能不全（LDP）是由于黄体分泌孕酮不足，或黄体过早萎缩，卵泡发育不良，子宫内膜分泌欠佳，而影响受精卵着床和早期发育，其重要因素是黄体生成激素（LH）分泌受到干扰而影响黄体合成和分泌孕酮（P）的作用。其主要表现为不孕，月经周期缩短或基本正常，基础体温（BBT）双相但高温在 9 ～ 11 天之间或呈阶梯状，黄体中期测孕激素数值低于 7.42ng/mL。此病可单独存在，也可伴见高泌乳素血症、多囊卵巢综合征、卵巢功能早衰等卵泡生长发育不良的疾病。黄体功能不全的患病率在育龄妇女中为 5% 左右，在不孕妇女中为 10%，在习惯性流产患者中最高可达 60%。中医学无"黄体功能不全"病名，根据其临床表现，可归于"无子""崩漏""月经先期"等范畴。

【病因病机】

肾虚、肝郁、瘀血为中医妇科专家比较认可的黄体功能不全性不孕症的病因。肾藏精气，主生殖，为先天之本，内寄元阴元阳，为人体阴阳根本。黄体期是阴充阳长、肾阳渐旺、胞宫温暖待孕之时，若肾气不足或后天伤于肾，致使肾精匮乏，肾阳不足，阴转阳化迟缓则黄体期缺陷；天癸泌泄不足或紊乱，则冲任失养，不能摄精成孕。"女子以肝为先天"，肝肾同源，肝主疏泄，若肾虚失煦，肝郁失疏，往往阴转阳化迟缓，阳气不及，不能达到正常的阴阳平衡状态，则生殖功能失调而无子。肾虚气化无力，影响气血的正常运行而致瘀，或因久病致瘀，瘀血阻滞，阴血不能滋养冲任，胞宫、胞脉失养而致无子。"虚""郁""瘀"相互影响，相互作用导致肾气－天癸－冲任－胞宫生殖轴机能紊乱是本病发病机理。陈慧侬教授认为，黄体功能不全性不孕症以肾阳虚、宫寒不孕为主要病理，阳气不仅有固护胞宫和温养胞宫的作用，还有祛寒化阴浊之功，以及确保行经畅通和固摄胎儿的作用。在临床中，黄体功能不全往往出现行经不畅、淋漓不绝、行经期延长、基础体温高温期不高或持续时间过短、习惯性流产等常见症状，此均为阳气不足的表现。也有学者认为黄体功能不足与肾阴虚火旺有关，有用六味地黄汤恢复黄体功能的治法。陈慧侬教授认为，临床上出现阴虚火旺症状（如月经先期，量多，色鲜红，头痛，面赤，舌红脉数）的黄体功能不全者不常见，有个例也是阴虚病变后出现阴阳俱虚的患者，阳虚仍为黄体功能不足的主要病机。

【治疗方法】

1. 中药续贯疗法

黄体发育是卵泡发育的继续，正常的黄体功能首先取决于正常的卵泡发育，黄体功能不全与卵泡发育的异常有关，卵泡发育异常可影响黄素化后的黄体功能，故黄体功能不全的发病机制除了与黄体期异常有关，尚可因卵泡期异常引起。西医学根据卵巢周期性变化（卵泡发育、排卵、

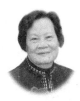

黄体形成、黄体萎缩）调整治疗方法，促进卵泡发育，提高卵泡质量，改善黄体功能。从中医学理论来看，月经四期（经后期、经间期、经前期、行经期）的变化是肾阴肾阳转化的结果，肾阴肾阳平衡协调，月经四期才能逐期正常转化。经间期至行经期之间（经前期）是阴充阳长、肾阳渐旺、胞宫温暖待孕的过程，也就是西医学所说的黄体期。黄体功能不全性不孕症以肾阳虚衰、宫寒不能摄精成孕为主要病因病机，其治疗以补肾益气、壮阳助孕为基本原则，可结合月经周期各期的生理特点，采用中药序贯疗法治疗。

（1）经前期（黄体期）

此期的生理特点为阳长阴消，是阳长运动的重要时期，是整个月经周期中的后备阶段，亦即是月经周期行将结束的前期。这个时期阳长至重，伴随着阳长，阴消也在进行，排卵后冲任气血盈满，阳气渐长，胞宫温暖待孕。《圣济总录》云："妇人所以无子者，冲任不足，肾气虚寒也。"陈士铎又云："胞胎之脉，所以受物者，暖者生物，而冷则杀物矣。"测量基础体温可观察到阳长后体温升高，呈高温相变化，这时阳气鼓动，万物生发，阳长的目的在于温养子宫，为受孕提供孕育环境和条件。补肾助阳、养血理气为这一时期的治疗方法，未孕能调经，已孕可养胎安胎，临床上陈慧侬教授用毓麟珠加减。

（2）行经期（月经期）

此期是新旧交替时期，排出应泄之经血，即所谓除旧迎新，以利新生，亦有利于新周期的开始。此期为重阳转阴，排出经血，让位于阴长，胞宫由经前的充盛而渐至空虚。而胞宫的生理特点是泻而不藏，经血以通为顺，故治疗宜顺应此期生理特点，宜通不宜涩，加之此期胞宫相对空虚，治以养血、活血、通经为主，常用生化汤加减。

（3）经后期（卵泡期）

此期是月经周期中较重要的一个时期，是肾阴、天癸滋长的阶段，为阴长期，目的是扶助精（卵）的发育成长，促进孕育、繁殖下一代。经后期胞宫、血海空虚，肝肾精血相对不足，此期要促进血、阴、精三者的恢复和滋长，治以养血调经、滋补肝肾为主，常用左归丸或大补阴丸加减。

（4）经间期（排卵期）

此期又称为"氤氲期"，《女科准绳》中引述袁了凡所说："妇人一月经行一度，必有一日氤氲之候。"并指出此乃生化之真机，顺而施之则成胎。此期特点为阴长达重阴，重阴必阳，重阴在氤氲状的气血活动下向阳转化，让位于阳。治以滋补肝肾为主，佐以温阳活血，促进阴阳转化。

2. 针灸治疗

取穴：关元、气海、中极、子宫、三阴交（双侧）、足三里（双侧）。

针刺方法：平补平泻法，得气后留针 30 分钟。从基础体温上升第 2 天开始，连续 10 天为一疗程。

3. 情志调节

"形神合一"是中医学的基本理论，即形体和精神是一个统一的整体，对待疾病既要治疗身病，又要重视心理等

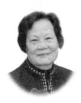

内在因素对疾病的影响。《素问·宝命全形论》中强调："一曰治神，二曰知养身，三曰知毒药为真。"把"治神"摆到了治疗疾病的首位，由此可见精神治疗的重要性。西医学对心理因素影响不孕的机制也进行了研究，发现由于情志因素导致不孕症比较常见，患者精神过度紧张、长期忧虑、抑郁或恐惧均可影响内分泌和生殖系统的正常功能，从而导致不孕症。所以，临床医生对患者进行疾病治疗的同时，应解除患者的心理负担，增强对疾病的认识，培养战胜疾病的信心和能力，以达到治愈疾病的目的。

【典型病例】

刘某，女，28岁，已婚，2005年10月2日初诊。

主诉：未避孕未怀孕5年。

现病史：患者诉结婚5年，夫妻同居，有正常性生活，未避孕未受孕，已在多家医院检查，诊断为黄体功能不全性不孕症。间断治疗3年余，未效，经朋友介绍求诊于陈慧侬教授。刻诊：平素畏寒，易患上呼吸道感染，时有腰酸不适，头晕耳鸣，大便稍溏，每日两次，夜尿稍多，每晚2～3次，舌质淡红，苔薄白，舌体稍胖大，边有齿痕，脉沉细。基础体温：36.2℃。既往体健，无特殊可参病史。13岁初潮，经期5～6天，周期20～28天，末次月经2005年9月19日，月经量偏少，色红，有少许血块，无痛经，白带增多，孕0产0。妇科检查：子宫正常大小，双附件未触及异常。B超提示：子宫稍小，附件区未见明显包块。性激素检查：黄体生成素和孕激素稍低于正常值，余

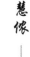

159

项正常。子宫、输卵管造影术：子宫、输卵管显影正常，双输卵管通畅。基础体温测定：不典型双相，高温期上升及下降缓慢，上升幅度 0.2℃～0.3℃，高温期持续时间 8～9 天。配偶精液常规检查无异常。

西医诊断：原发性不孕，黄体功能不全。

中医诊断：不孕症（肾阳虚型）。

治法：补肾壮阳，调经助孕。

处方：肉桂 10g，鹿角霜 10g，淫羊藿 10g，花蕊石 10g，川芎 10g，丹参 15g，川续断 20g，党参 20g，皂角刺 10g，白术 10g，牛膝 10g，炙甘草 5g。3 剂，水煎服，日 1 剂。

2005 年 10 月 5 日二诊：患者诉白带增多，呈透明拉丝状，左下腹胀痛，腰酸，大便稍溏，每日 1 次，夜尿每晚两次，舌脉同前。基础体温：36.5℃。处方：鹿角霜 15g，紫河车 15g，菟丝子 10g，川续断 15g，白术 10g，茯苓 10g，当归 6g，川芎 8g，白芍 10g，杜仲 10g，太子参 20g，艾叶 10g。水煎服，日 1 剂，服至月经来潮。针灸治疗：取关元、气海、中极、子宫、三阴交（双侧）、足三里（双侧）等穴位，用平补平泻法，得气后留针 30 分钟，每天 1 次，连续 10 天为一疗程。

2005 年 10 月 14 日三诊：月经于昨天来潮，量中，色红，少许血块，时有腰酸及下腹隐痛，眠好，二便调，舌脉同前。基础体温：36.3℃。处方：川芎 10g，艾叶 10g，桃仁 10g，红花 10g，益母草 10g，党参 20g，当归 10g，川续断 10g，炙甘草 5g，炮姜 10g。水煎服，日 1 剂，服至月经干净。

2005年10月20日四诊：月经于昨日干净，自觉无不适感，一般情况好，舌脉同前。基础体温：36.4℃。处方：菟丝子15g，女贞子15g，紫河车10g，鹿角胶10g（烊化），川续断20g，淫羊藿10g，当归10g，熟地黄15g，党参20g，香附10g，白术10g，白芍10g。水煎服，日1剂，服至见拉丝样白带。

2005年10月30日五诊：白带增多，呈透明拉丝状。守一诊处方，3剂，水煎服，日1剂。

按上述中药调周序贯疗法治疗1个疗程后，患者于2005年11月10日月经来潮，月经周期为27天，基础体温上升0.4℃，高温期11天，上升下降仍缓慢。经以上治疗方案治疗5个月，患者2006年4月23日停经36天，查尿妊娠试验阳性，20天后B超检查示宫内早孕，见胎心。

按：陈慧侬教授认为，黄体功能不全性不孕症的主要机理为肾阳虚、宫寒不孕，在治疗本病时经常应用血肉有情之品，如紫河车、鹿角霜、鹿角胶等。调周序贯疗法不管对于月经周期的哪一个时期，均注重"后天之本"脾胃，即不忘"先天生后天，后天养先天"；治阳时酌加补阴药物，治阴时酌加补阳药物，即"善补阳者，必于阴中求阳，则阳得阴助，而生化无穷"，避免"孤阴不生，独阳不长"之弊端。针灸疗法中的关元为任脉和足三阴经的交会穴，有培肾固本、补益精血的功效；气海为任脉要穴，可补肾气而调冲任；中极为足三阴经和任脉之会，膀胱之募，主阴血;《针灸大成》谓子宫穴："子宫治妇人久无子嗣"。四穴同用充精生血，且局部直接作用于子宫、卵巢等女性生殖器官，促进其血供，有利于卵泡细胞的成熟、排放。足三里为胃经之要穴，可补益胃气，以资气血生化之源，使气血充足，胞脉得养，冲任自调。三阴交为足太阴脾经要穴，又是三阴经之交会穴，能补脾胃、益肝肾、调气血。以上诸穴相配，既温养先天肾气以生精，又培补后天脾气以化血，使精充血足，肾气自固，冲任调顺，胞宫得养，故胎孕乃成。

输卵管阻塞性不孕症

输卵管阻塞性不孕症属妇科临床常见病，病因很多。因输卵管阻塞所致的不孕症占不孕症患者的 20%～40%，治疗较为棘手，给已婚不孕妇女带来了很大的痛苦，也给其家庭带来了沉重的精神压力。

【病因病机】

西医学认为感染是本病最常见的病因，感染的病原体多为沙眼衣原体、结核杆菌、淋病双球菌及支原体。其感染多源于腹部手术、性传播疾病、人工流产手术、邻近器官炎症等。感染引起输卵管内膜肿胀，间质充血、水肿，大量中性粒细胞渗出、弥漫性浸润，黏膜上皮坏死脱落等病理变化，造成管腔粘连闭塞；因输卵管伞端粘连，管腔渗出物排出障碍，储留于内而形成输卵管积水；因结核导致输卵管黏膜溃疡、干酪样坏死、瘢痕组织形成。

中医学无本病的记载，其症状散见于"无子""断绪""癥瘕""月经不调"等病的论述中。中医学认为本病属血瘀病证，引起血瘀的原因很多，可因情志抑郁、精神过度紧张致肝气郁结而气滞血瘀；或人工流产术及其他妇科手术伤及脏腑、经络、气血，导致血不归经而为瘀血；或素体肾亏，房劳、多产伤肾，肾亏则精不足，冲任之脉失于濡养，冲任虚而气血不畅，血行停滞而致瘀阻；或素体虚弱，气血不足，血行不畅而停滞为瘀血；或素体阳虚内寒，经行产后将息不慎而感受寒邪，寒伤脏腑，寒凝血瘀；亦可因感受热邪或素体内热阳盛，血受热邪之灼煎而致瘀，从而引起胞络闭阻，即输卵管不通。对此病的治疗，中医主要分为气滞血瘀、寒凝瘀滞、气虚血瘀、湿热瘀阻、肾虚血瘀等证型进行辨证论治。

【治疗方法】

　　1. 气滞血瘀证

　　证候特点：流产或足月产后未避孕两年以上未孕，月经先期或后期，经量多少不一，或经来腹痛，或经前烦躁易怒，胸胁乳房胀痛，精神抑郁，善太息。舌质暗红，或边有瘀点，脉弦细。

　　治法：疏肝解郁，理血调经。

　　处方如下。

　　（1）内服方：开郁种玉汤加减。

　　当归，白芍，白术，茯苓，天花粉，牡丹皮，香附。

　　（2）直肠点滴方：膈下逐瘀汤加减。

陈慧侬

163

当归，川芎，赤芍，桃仁，枳壳，延胡索，五灵脂，牡丹皮，乌药，香附，甘草。

2. 寒凝血瘀证

证候特点：流产或足月产后未避孕两年以上未孕，经行延后，量少，色暗，伴小腹冷痛，喜热恶寒，得热痛缓，带下淋漓，神疲乏力，腰骶冷痛。舌质暗红，苔白腻，脉沉迟。

治法：温经祛寒，化瘀通络。

处方如下。

（1）内服方：少腹逐瘀汤加减。

当归，川芎，干姜，五灵脂，蒲黄，肉桂，小茴香，延胡索，没药。

（2）直肠点滴方：膈下逐瘀汤加减。

红花，桃仁，五灵脂，延胡索，牡丹皮，赤芍，当归，川芎，乌药，香附，枳壳，甘草。

3. 气虚血瘀证

证候特点：流产后或足月产后未避孕两年以上未孕，经血量多有块，带下量多，精神不振，疲乏无力，食少纳呆。舌体暗红，有瘀点瘀斑，苔白，脉弦涩无力。

治法：益气健脾，化瘀散结。

处方如下。

（1）内服方：理冲汤合失笑散加减。

理冲汤：生黄芪，党参，白术，山药，天花粉，知母，三棱，莪术，鸡内金。

失笑散：五灵脂，蒲黄。

（2）直肠点滴方：党参，升麻，黄芪，白术，炙甘草，五灵脂，蒲黄，延胡索，川续断。

4. 湿热瘀阻证

证候特点：流产或足月产后未避孕两年以上未孕，平时少腹隐痛或刺痛拒按，或有低热，经行或劳累时加重，带下量多，色黄秽浊，胸闷纳呆，口干不欲饮，大便溏或便秘，小便黄赤。舌体胖大，色红，苔黄腻，脉弦滑或弦数。

治法：清热利湿、化瘀止痛通络。

处方如下。

（1）内服方：银甲丸加减。

金银花，连翘，升麻，红藤，蒲公英，生鳖甲，紫花地丁，生蒲黄，椿根皮，大青叶，茵陈，琥珀，桔梗。

（2）直肠点滴方：红藤，冬瓜子，蒲公英，甘草，地丁草，延胡索，连翘，赤芍，忍冬藤，乳香，没药。

5. 肾虚血瘀证

证候特点：流产或足月产后未避孕两年以上未孕，伴有腰骶酸胀，头晕耳鸣，遇劳加重，月经异常，性欲淡漠，面色晦暗。舌质多瘀斑，脉细涩。

治法：补肾活血，化瘀通络。

处方如下。

（1）内服方：助孕方（陈慧侬教授自拟方）。

皂角刺，炮山甲，穿破石，赤芍，茯苓，泽泻，薏苡仁，菟丝子，枸杞子，鹿角胶（烊化），巴戟天，甘草。

（2）直肠点滴方：少腹逐瘀汤加减（方见上文）。

【典型病例】

病例1：吴某，女，32岁，已婚，2004年8月11日初诊。

主诉：产后7年，未避孕未怀孕3年。

现病史：患者自诉7年前曾足月顺产一男婴，4年前小孩不幸夭折，患者受到强烈的精神刺激，月经周期开始紊乱，或提前，或错后。患者近3年未采取任何避孕措施而未怀孕，现月经愆期，经量多少不定，色暗，有血块，经前乳房胀痛，胸胁不舒，小腹胀痛，精神郁抑或烦躁易怒，舌淡暗，有瘀点，脉弦。患者15岁月经初潮，既往月经正常，量中等，色红。妇科检查：外阴发育正常，阴道通畅，分泌物量中，色白，无臭，宫颈光滑，子宫前位，常大，无压痛，双附件未及包块，无压痛。外院子宫－输卵管碘油造影提示：左侧输卵管不通，右输卵管通而不畅。外院建议行手术治疗，患者不同意，转到我院要求中药治疗。

诊断：继发性不孕症（气滞血瘀型）。

治法：疏肝解郁，活血通络。

处方：①内服方：开郁种玉汤加减。

当归10g，白芍10g，白术10g，茯苓10g，炮山甲12g，香附10g，川楝子5g，王不留行12g，三棱10g，莪术10g，菟丝子10g，巴戟天10g。日1剂，水煎服，行经期则停服。

②直肠点滴方：膈下逐瘀汤加减。

当归10g，川芎10g，赤芍10g，桃仁10g，枳壳10g，延胡索 10g，五灵脂 10g，牡丹皮 10g，乌药 10g，香附 10g，甘草 5g。日 1 剂，浓煎 100mL，保留灌肠。

同时每天配合腹部微波理疗 30 分钟，9 次为一个疗程，疗程结束后休息 2 天，经期停用。

内外合治 1 年后，患者月经周期正常，量中等，腹痛消失，2005 年 12 月停经后诊为妊娠，后生一女婴，母女平安。

按：本例患者病起于强烈精神刺激，肝木郁而不舒，气机不畅，气滞则血瘀，瘀阻胞脉胞络，冲任不通不能摄精成孕，故而不孕。选用开郁种玉汤为主方加减治疗，方中当归、白芍养血柔肝；木郁则克脾，脾虚运化失常，故用白术、茯苓以健脾利湿；炮山甲、王不留行、三棱、莪术活血散瘀通络。其中炮山甲为治疗本病的要药，因炮山甲不仅能破血，还有搜剔通络之功。《医学衷中参西录》云："穿山甲，味淡，性平。气腥而窜，其走窜之性无微不至，故能宣通脏腑，贯彻经络，透达关窍，凡血凝血滞为病，皆能开之。"香附、川楝子疏肝解郁；肝为肾之子，子病则治母，故加菟丝子、巴戟天补肾以涵肝。上药合用，使输卵管通畅而得孕。

病例 2：吕某，女，34 岁，已婚，2003 年 8 月 5 日初诊。

主诉：人工流产术后 11 年，未避孕未怀孕 9 年。

现病史：患者自诉 11 年前曾行人工流产术，9 年前结婚，婚后至今未避孕未怀孕。患者平素常觉腰酸，头晕耳鸣，月经后期，量少，色淡暗，行经时小腹略有刺痛，末次月经 2003 年 7 月 7 日。外院子宫 – 输卵管碘油造影提

167

示：双侧输卵管积水不通。B超监测有成熟卵泡，精子抗体（AsAb）阴性，抗子宫内膜抗体（EmAb）阴性，男方精液常规无异常。刻诊：面色晦暗，自觉头晕耳鸣，腰酸，怕冷，夜尿频多，舌质淡暗，苔白，脉沉迟。妇科检查：外阴发育正常，阴道通畅，宫颈光滑，子宫后位，正常大小，无压痛，双附件未及包块，无压痛。

诊断：继发性不孕症（肾虚血瘀型）。

治法：补肾健脾祛湿，活血化瘀通络。

处方：①内服基本方：皂角刺10g，炮山甲10g，穿破石12g，赤芍12g，茯苓12g，泽泻10g，薏苡仁20g，菟丝子12g，枸杞子12g，鹿角胶10g（烊化），巴戟天12g，甘草5g。随证加减，日1剂，水煎服，行经期停服。

②直肠点滴方：少腹逐瘀汤加减。

当归10g，川芎10g，五灵脂10g，蒲黄10g，肉桂3g，小茴香5g，延胡索10g，没药10g，商陆6g，茯苓12g，皂角刺10g。日1剂，浓煎100mL，保留灌肠。

每日加腹部微波理疗30分钟，9次为一疗程，疗程结束后休息两天，经期停用。

两年后患者来告知已妊娠3个月。

按：患者人工流产术后肾气损伤，肾虚血行迟滞，涩滞成瘀，瘀阻胞脉、胞络，不能摄精成孕而致不孕。所用之内服方是陈慧侬教授多年的经验方，方中鹿角胶、巴戟天、菟丝子温肾壮阳；枸杞子滋肾填精，与鹿角胶、巴戟天、菟丝子配伍，体现阴中求阳之意；皂角刺、炮山甲、穿破石破血散瘀通络；赤芍活血化瘀；肾虚不能暖土而致脾虚，水湿运化失常，停聚于输卵管内而形成积水，故用茯苓、泽泻、薏苡仁以健脾利水；再加直肠点滴方中之商陆、茯苓，其利水消肿之力更强。商陆为陈慧侬教授治疗输卵管积水的必用之品，《本草纲目》云："（商陆）其性下行，专于行水，与大戟、甘遂盖异性而同功。"甘草健脾缓中并调和诸药。全方配伍严谨，药证相符，故取效。

免疫性不孕

免疫性不孕是西医学病名，在中医学医籍中，本病大多归属于不孕症、月经不调等病范畴。本病自1992年Meaher首次提出以来，已成为不孕症领域中的一个新课题，并且越来越引起人们的重视。

免疫性不孕在女性中有两种：一为同种免疫，一为自身免疫。同种免疫是指精子、精液或受精后的受精卵为抗原物质，阴道或子宫上皮与之接触后，通过免疫反应产生抗体物质，使精子和卵子不能结合或受精卵不能种植。自身免疫为妇女血清中存在透明带自身抗体，多种自身抗体与透明带反应后，可防止精子穿透卵子，从而阻止受精导致不孕。

【病因病机】

西医学认为，精子对于女性生殖道而言是同种异体抗原。在某些情况下，如生殖道损伤、炎症或出血期间仍继续性交，可使女性生殖道黏膜上皮的完整性受损，性交后

陈慧侬

进入阴道的精液成分,尤其是精子的异抗原,会刺激女性免疫系统引起免疫排斥反应,从而在血清中产生抗精子抗体(AsAb)。AsAb可使精子发生凝集,使之不能向前运动,致使精子难以通过宫颈管而致不孕。抗子宫内膜抗体(EmAb)作为子宫内膜异位症的标志抗体,可能与子宫内膜中的靶抗原结合,激活补体,引起子宫内膜免疫病理变化,干扰受精卵的输送、着床和胚胎发育,从而引起不孕或导致孕后发生早期流产。

陈慧侬教授认为,免疫性不孕的发生主要与湿热瘀阻有关,多因经期、产后、术后胞脉空虚时,湿热之邪内侵,与瘀血相结,瘀阻冲任、胞宫,致不能摄精成孕。

【治疗方法】

目前国外应用类固醇免疫抑制法治疗,治愈率为22%~43%,副作用较大,且长期应用有致畸危害。此外,用避孕套隔离法、防凝法及夫妻间血液注射免疫法的疗效均不理想。陈慧侬教授采取辨证论治、对因治疗取得了疗程短、转阴率高的疗效。常用处方:穿心莲15g,怀山药15g,黄柏10g,苍术10g,薏苡仁20g,赤芍10g,丹参10g,桃仁10g,三七粉1g(冲服),茯苓12g,甘草5g。单纯AsAb阳性者,以清热除湿为主,上方去桃仁,加黄芩;单纯EmAb阳性者,以活血化瘀为主,去茯苓、苍术,加鸡血藤、三棱;肾虚者加怀牛膝、菟丝子、女贞子;气血虚弱者加当归、黄芪;肝郁化热者加栀子、牡丹皮。

黄某，女，28岁，职员。

主诉：未避孕未怀孕两年余。

现病史：患者自诉两年前结婚，婚后夫妇同居未避孕，至今未孕。丈夫体健，精液常规检查无异常。患者14岁月经初潮，平素月经正常，5～6天/28～32天，经量中等，色暗红，有块，偶有痛经，舌质红，苔黄腻，脉滑数。妇科检查无明显异常。盆腔B超提示：子宫、附件未见明显异常。基础体温测定示双相。输卵管通畅试验显示双输卵管通畅，无明显阻力。性激素6项检查未见明显异常。AsAb及EmAb均阳性。

诊断：免疫性不孕（湿热瘀阻型）。

予上述中药内服，日1剂，水煎服，连服半个月，同时嘱患者采用阴茎避孕套隔离同房。1个疗程后，复查AsAb及EmAb，两者结果均转阴。嘱其下个月排卵期停用阴茎避孕套同房，并节房事。1个月后患者月经未如期而至，查尿HCG阳性，B超示宫内见孕囊，证实患者已妊娠。嘱其禁房事，并予中药保胎治疗至妊娠3个月。

按：本病例患者结婚两年未避孕未怀孕，除不孕外，无更多辨证依据，但陈慧侬教授从患者的舌脉情况辨其为湿热瘀阻型的原发性不孕。经过具有清热除湿、活血化瘀功效之中药内服并配合阴茎避孕套隔离同房后半个月后，获得AsAb和EmAb同时转阴的理想疗效，证明辨证是正确的。现代研究表明，穿心莲、黄柏能清热燥湿、泻火解

陈慧侬

毒，有抗免疫的作用；茯苓、苍术、薏苡仁、怀山药健脾除湿；三七、丹参、桃仁、赤芍能活血化瘀，改善子宫微循环。以上药物均能抑菌抗炎，增强肾上腺皮质功能，对免疫功能有双向调节作用，有助于机体免疫功能的稳定。甘草则调和诸药，同时有类激素样免疫抑制作用。以上药物通过共同作用，调节自身免疫功能，提高转阴率及受孕率。

慢性盆腔炎

女性盆腔生殖器官及其周围结缔组织、盆腔腹膜发生慢性炎症性病变，称为慢性盆腔炎。慢性盆腔炎常为急性盆腔炎治疗不彻底，或患者体质较差而病程迁延所致。但也有的妇女并没有急性盆腔炎的过程，而直接表现为慢性盆腔炎。部分患者是由于不注意经期卫生、经期下水劳动或游泳，长期少量病菌不断侵入，久而久之引起慢性盆腔炎。

【病因病机】

慢性盆腔炎之所以病情顽固、反复难愈，陈慧侬教授认为主要与下列三方面因素有关。

1. 血瘀为其主要病机

中医学理论认为，女子经、孕、产、乳皆以血为用。冲为血海，任为阴脉之海，主人身之精血津液，妇人经期、产后血室正开，易为六淫、七情、饮食、劳倦及房劳所伤，

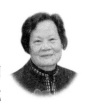

影响冲任气血以致成瘀为患。寒、滞、虚为本病的致病因素，瘀作为一个核心病理，可以因寒而瘀、因气滞而瘀或因虚而瘀，且研究提示有甲皱微循环与血液流变学障碍，说明"血瘀"作为慢性盆腔炎的主要病机是有客观依据的。

2. 湿热为其重要病因

白带增多是慢性盆腔炎的主症之一。中医学认为带下病主要以湿邪为患，《傅青主女科》曾指出"夫带下俱是湿证""夫黄带乃任脉之湿也"，由此可见慢性盆腔炎的发生与湿浊有着密切的关系。湿为阴邪，其性重着趋下，易袭阴位。《素问·太阴阳明论》云："伤于湿者，下先受之。"胞宫位于人体下焦，最易遭受湿邪侵袭而致病，感受寒热之邪亦多夹湿为患。湿浊之邪致病，有外湿与内湿之分。外湿多与气候环境有关，如气候潮湿，久居潮湿之所，或因体虚或血室正开之际，湿浊之邪乘虚而入，直接损伤任带二脉。内湿则由脏腑功能失调而致，脾阳虚则健运失司，肾阳虚则气化不利，或肝郁脾虚，脾失健运，水湿内停，流于下焦而致病。此外，血瘀亦可致湿，"血不利则为水"，血脉瘀滞，血行不畅，血中之津液亦壅滞，渗出脉外而为水，加之血瘀致气机不利，使水液不能气化而成湿。因此，在诸多病因中，湿浊下注是慢性盆腔炎发病的重要因素。此外，湿浊蕴结下焦，邪与血气相搏，阻滞胞脉，日久则易壅生为湿热之邪。

3. 久病正虚不可忽视

慢性盆腔炎常因急性盆腔炎治疗不及时或不彻底转变而来，反复发作。本病病程较长，短则数月，长则达数年

173

甚至十余年。气血郁滞下焦日久，必将损伤人体元气，元气不足，无力推动血液的运行，则进一步导致血流缓慢，滞涩沉积，而在经脉中形成瘀血，加重患者病情。此外，元气不足，无力抗邪，外邪又可乘虚而入与内邪相结，瘀滞于里，使病情缠绵难愈。本病为本虚标实，本虚为正气不足，肝肾亏损；标实为瘀、热、湿三者蓄积胞中，气血瘀阻，以瘀为主，湿热次之。此外，目前对于本病的治疗，临床上往往采用大量活血祛瘀的苦寒中药进行治疗，若在疾病初起阶段，病机为湿热壅遏时或可取效一时，但若长期应用则损伤人体的正气。慢性盆腔炎患者的症状通常表现为反复下腹隐痛或胀痛，腰背酸痛，带下量多，乏力神疲，纳差，劳累后诸症加重，这些都表明此时机体的正气已虚而邪未衰，病理性质为虚实夹杂。

综上所论，可知本病主要是经行产后，胞门未闭，风寒湿热之邪或虫毒乘虚内侵，与冲任气血相搏结，蕴积于胞宫，反复进退，耗伤气血而成，虚实错杂，缠绵难愈。

【治疗方法】

1. 湿热瘀结证

证候特点：少腹隐痛或刺痛拒按，低热起伏，经行或劳累时加重，带下量多，色黄秽浊。胸闷纳呆，口干不欲饮，大便溏或便秘，小便黄赤。舌体胖大，色红，苔黄腻，脉弦滑或弦数。

治法：清热利湿，化瘀止痛。

处方：四妙散合失笑散、金铃子散加减。

黄柏，薏苡仁，苍术，牛膝，五灵脂，蒲黄，川楝子，延胡索。

2. 气滞血瘀证

证候特点：少腹胀痛或刺痛拒按，或少腹拘急不舒，经前乳胀或痛，月经量多，经色紫暗，有血块，块出痛减，带下量多，婚久不孕。舌暗红或有瘀点，苔薄白，脉弦细或弦涩。

治法：活血化瘀，理气止痛。

处方：膈下逐瘀汤。

当归，川芎，赤芍，桃仁，红花，枳壳，延胡索，五灵脂，乌药，香附，牡丹皮，甘草。

3. 气虚血瘀证

证候特点：下腹部疼痛结块，缠绵日久，痛连腰骶，经行加重，经血量多有块，带下量多，精神不振，疲乏无力，食少纳呆。舌体暗红，有瘀点、瘀斑，苔白，脉弦涩无力。

治法：益气健脾，化瘀止痛。

处方：理冲汤加减或黄芪建中汤合失笑散加减。

理冲汤：方见输卵管阻塞性不孕症。

黄芪建中汤：黄芪，芍药，桂枝，炙甘草，生姜，大枣，饴糖。

4. 肝肾不足证

证候特点：下腹隐痛绵绵，带下少或阴道干涩，常伴性交痛，头晕耳鸣，腰膝酸软，目圈灰暗。舌红多裂纹，苔薄白或少，脉弦细或细数。

治法：滋养肝肾，佐以理气和营。

处方：调肝汤加味。

当归，白芍，巴戟天，山茱萸，阿胶，山药，甘草。

5.寒湿凝滞证

证候特点：小腹冷痛或绞痛，喜热恶寒，得热痛缓，神疲乏力，腰骶冷痛，带下淋漓，小便频数。舌质淡暗苔薄黄，脉沉细或沉紧。

治法：散寒化瘀，温经止痛。

处方：少腹逐瘀汤加减。

当归，川芎，干姜，五灵脂，蒲黄，肉桂，小茴香，延胡索，没药。

【典型病例】

病例1：李某，女，25岁，已婚，2005的7月28日初诊。

主诉：小腹疼痛两月余。

现病史：患者自诉既往体健，于5月10日经血未净时不节房事，次日即感小腹疼痛不适，但未引起注意。3天后患者腹痛加剧、发热，在院外就诊，外院给予"抗生素"治疗。用药两天后患者症状大减，遂自行停药。近来腹痛逐渐加剧，有灼热感，低热不退，腰骶胀痛，伴带下量多，色黄，质稠，其气臭秽，小便短黄，舌红，苔黄腻，脉弦滑。妇科检查：子宫前位，常大，压痛明显，双附件区增厚，压痛。B超提示：子宫正常大小，双附件未见明显异常。

诊断：慢性盆腔炎（湿热瘀结型）。

治法：清热利湿，化瘀止痛。

处方：四妙散合失笑散、金铃子散加减。

黄柏10g，薏苡仁20g，苍术10g，牛膝10g，五灵脂10g，蒲黄10g，川楝子10g，延胡索10g，白花蛇舌草10g，金银花10g。7剂，日1剂，水煎服。

2005年8月4日二诊：患者腹痛大减，热已退，带下量亦减少，无臭，舌质淡红，苔薄黄，脉滑略数。守上方去白花蛇舌草、金银花，再进7剂，诸症悉除，病愈。

按：患者于经行未净时行房事，感受湿热之邪，湿热与血相搏结，瘀阻冲任，血行不畅，故小腹疼痛。气行则血行，因此治法上除清热除湿、化瘀止痛之外，还应疏肝理气以助血行并加强止痛之功。方中黄柏、白花蛇舌草、金银花清热利湿；薏苡仁、苍术健脾燥湿；牛膝引药下行；五灵脂、蒲黄活血化瘀止痛；川楝子、延胡索理气止痛。诸药合用，使湿热得清、瘀血得除、气机得畅，故腹痛诸症均除。

病例2：高某，女，30岁，已婚，2004年10月15日初诊。

主诉：下腹疼痛反复发作3年。

现病史：患者3年前人工流产术后即感下腹疼痛，未伴发热恶寒等症。当地医院诊为"盆腔炎"，给予抗生素治疗后腹痛消失。但此后疼痛经常反复发作，尤其在月经及劳累后尤甚。开始每次发作后，患者用抗生素及妇炎清等药物治疗，疼痛均能缓解，但近一年来疼痛发作较前频繁，用前法治疗无效,遂来我院寻求中药治疗。刻诊:两侧少腹隐痛,痛引腰骶,日轻夜重,劳则更甚,伴白带量多,色白,质稀,无臭,面色萎黄无华,精神欠佳,体倦乏力,纳差,二便尚正常,舌质淡,边有瘀点,苔白,脉细涩。妇科检查:外阴发育正常,阴道通畅,分泌物稍多,色白,无臭,宫颈光滑,子宫后位,常大,无压痛,双侧附件增厚,压痛,未及包块。B超提示:子宫大小正常,双侧附件未见明显异常,盆腔积液 4.5cm×1.2cm。

诊断:慢性盆腔炎(气虚血瘀型)。

治法:益气健脾,化瘀止痛。

处方:理冲汤加减。

生黄芪 15g,党参 15g,白术 10g,山药 20g,三棱 10g,莪术 10g,鸡内金 10g,延胡索 10g,两面针 12g,丹参 15g。7 剂,日 1 剂,水煎服。

2004 年 10 月 23 日二诊:患者诉服上方后腹痛明显减轻,体倦乏力等症亦有好转。舌质淡,舌边仍有瘀点,脉细弱。妇科检查:双侧附件区仍有轻度压痛。继续服上方7 剂。

2004 年 11 月 1 日三诊:腹痛已消失,体倦纳差等症明显改善,舌质淡,苔白,脉细。妇科检查:双侧附件已无压痛。以理冲汤加减收功。

按:本例患者因人工流产后,在胞脉空虚、正气不足时感受病邪,邪与血结,蕴结于胞脉、胞络,不通则痛。因患者病程日久,久病必虚,气虚血行迟滞,又加重血瘀,故致使本病缠绵难愈。选用理冲汤治疗乃是正治,方中生黄芪、党参、白术、山药健脾益气，扶正培元；三棱、莪术破血散结；鸡内金健胃消瘀结；丹参活血化瘀；延胡索、两面针理气止痛。全方有补气健脾、活血化瘀、消散瘀结、行气止痛之功。

盆腔瘀血综合征

盆腔瘀血综征又称泰勒氏综合征，是一种由盆腔静脉瘀血所引起的特殊病症。本病以下腹坠痛、低位腰痛、性交痛、白带过多、月经紊乱、痛经、乳房胀痛为主要特征，多在久站或性交后症状明显，临床多误诊为慢性盆腔炎。本病疼痛特点为耻骨联合上方或两少腹弥漫性痛，以一侧为主，可放射到下肢，两髋部酸痛无力，多为慢性持续性坠痛，从月经中期开始逐渐加重，上午轻，下午重，晚上尤为明显，疲劳、久立、性交及月经前几天更重。陈慧侬教授指出，妇科检查无明显阳性体征者应高度怀疑此病，必要时行盆腔静脉造影术以确诊，做盆腔彩色多普勒亦能帮助诊断。中医古籍无此病名，有关本病的论述散见于"下腹痛"、"小户嫁痛"（性交痛）、"妇人腹痛"等记载中。《金匮要略·妇人杂病脉证并治》所载"妇人腹中诸疾痛"与本病的临床表现颇为类似。

【病因病机】

后世医家就本病发生的机制有较多发挥，如《诸病源候论》云："若经血未尽而合阴阳，即令妇人血脉挛急，小

陈慧侬

腹重急，支满。"《医学入门》云："血滞瘀积于中，与日生新血相搏，则为疼痛。"《金匮要略·妇人杂病脉证并治》曰："妇人之病，因虚、积冷、结气……血寒积结胞门，寒伤经络。"又曰："妇人腹中诸疾痛，当归芍药散主之……妇人腹中痛，小建中汤主之。"阐明了妇人腹痛的病因病机及治疗。妇人腹痛原因虽多，但以气滞血凝、寒凝胞中及气血亏虚最为常见。

陈慧侬教授认为，本病与瘀血阻滞胞宫、胞络有关，瘀血的成因有气虚、气滞、寒凝、热郁、湿困的不同。根据临床观察，本病与肝脾功能失常、气血湿瘀互结胞络关系密切。盖肝藏血而主疏泄，体阴而用阳，为冲脉所系，而妇女经、孕、产、乳以血为用，血常不足，气常有余，加上妇女的生理特点，易为情志所伤而致肝疏泄失常，气机不利，血行不畅而致瘀。木旺乘脾则脾失冲和，运化失职，使水湿内停，湿瘀相搏，结于胞宫、胞络而成为本病发生的内因。

【治疗方法】

根据其病机，化瘀通络止痛为本病的主要治法。陈慧侬教授常从调理肝脾功能入手，采用当归芍药散加减治疗，常收到较好的疗效。

【典型病例】

黎某，女，37岁，2003年10月10日初诊。
主诉：下腹反复疼痛1年余。

现病史：患者诉1年前人工流产后常出现下腹疼痛，呈隐痛，时作时休，伴腰酸，肛门有坠胀感，劳累后及站立后加重，无发热恶寒，带下量多，色白无臭。曾多次就诊，均诊为"盆腔炎"，予抗生素治疗，效果不佳。半年前行彩超检查，提示盆腔静脉血流缓慢、静脉曲张。就诊时见面色萎黄，体倦肢软，舌淡，苔白，脉弦细。

诊断：盆腔瘀血综征（肝郁脾虚型）。

治法：疏肝健脾，化瘀止痛。

处方：当归芍药散加减。

当归身10g，川芎10g，白芍10g，熟地黄20g，香附12g，甘草5g，北黄芪20g，生党参12g，三棱12g，莪术10g，白术10g。日1剂，水煎服。

连服15剂后腹痛消失，随访半年未见再发。

按：本例患者病起于人工流产术后，金刃损伤，留瘀于胞脉、胞络，气机失于畅达，不通则痛。木郁日久，克于脾土，脾虚则水湿运化失常，湿与瘀结，气机更加壅滞不通，故加重疼痛。选当归芍药散加减治疗意在养血柔肝，使肝得养则木不郁，气机畅达，瘀血自消；且免于木郁克土，脾得健运，水湿运化有常，湿不与瘀结，病因解除，疼痛自能缓解。方中当归身、川芎、熟地黄、白芍养血柔肝，白术、生党参、北黄芪、甘草健脾以益气，三棱、莪术活血化瘀，香附疏肝理气。全方配伍严谨，药证合拍，故疗效甚佳。

子宫内膜异位症

子宫内膜异位症简称为内异症，是指有功能的子宫内膜组织生长在子宫腔以外的位置，在性激素影响下引起的病变与体征。本病以进行性加剧的痛经为主症，症状剧烈、顽固，极易复发、再发，且具有播散、种植与转移等类似恶性肿瘤的行为。本病的发病率很高，在育龄妇女中约为10%，在不明原因不孕女性中高达70%～80%，因而成了女性不孕的主要原因之一。其发病机制和规范治疗尚无定论，被列为妇科疑难病症之一。中医无内异症的病名，依据其有痛经、性交疼痛、月经不调、不孕、盆腔肿块的临床表现及体征，可将其归属于中医"痛经""月经不调""癥瘕"的范畴。《诸病源候论》云："（血瘕）令人腰痛，不可以俯仰，横骨下有积气，牢如石，小腹里急苦痛……深达腰腹下挛。"中医药治疗本病可以明显改善临床症状，减轻患者痛苦，提高不孕不育者的生育率。

【病因病机】

1.瘀血停蓄是病理基础

妇女主要的生理特点是经、孕、产、乳，女子"以血为本，以血为用"，冲为血海，任主胞胎，脏腑之血皆归冲脉，而凡精血津液又皆属任脉所司。《三国志·华佗传》云："血脉流通，病不得生。"《素问·调经论》曰："血气不和，百病乃变化而生。"就冲任和胞宫的藏泻而言，经期及

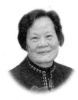

产褥期处于泻而不藏的特殊时期，溢泄之血应以泄尽为顺。若经行产后调摄失宜，感受外邪（寒、热、湿），与血相搏；或内伤七情，气机郁结；或体虚过劳、气血亏虚、房事不节（洁）、多孕多产，总致冲任二脉受损，胞宫溢泄失职，经血不循常道，离经而行，塞阻胞脉、胞络，停蓄成瘀。瘀血浊液，流注胞脉，泛溢子宫之外，瘀积下焦，气血不畅，不通而痛，发为痛经；瘀血内阻，两精不能相合则婚久不孕；旧瘀不去，新血不得归经，则月经量多、经期延长；瘀积日久，聚则成癥，可见结节包块。所以，瘀血停蓄为本病最重要的病理基础。

2. 瘀血的形成与机体脏腑功能失调有关

肝气的疏泄作用关乎全身气的运塞、血的行涩、津的流止，可调节肺、脾、肾三脏的气机升降，协助津液的输布。另一方面，肝司血海，血藏于肝，肝具有储藏血液和调节血量的作用。肝的疏泄作用与藏血功能相互协调，肝气疏泄条达，则周身气血流畅，血液运行正常，灌溉脏腑经络，濡养全身，经候如常；若肝气郁结，则气血失和，血脉不畅，易形成血瘀之证。瘀血内结，遇经前和经时冲任气血更加壅滞，即发此疾。肾为先天之本，元气之根。若禀赋不足，命门火衰，或劳逸失度，经行感寒，则致肾阳虚弱，温煦无力，血行不畅；且阳虚生内寒，寒与血凝，则可形成瘀血。若先天不足，素体阴虚，或多产房劳，久病术伤，损及肾阴，精血不足，以致冲任胞脉失于濡养，血行凝滞；且阴虚生内热，热与血结，亦可形成瘀血。此外，肾主生殖，藏精气，"胞络者系于肾"，肾虚不仅使冲

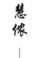

183

任气血失和，瘀血阻滞，不通而痛，更致冲任虚损，无以相资，不能摄精成孕，故不孕是内异症除痛经以外的另一最常见主症，其发生率高达40%。而对不明原因的不孕症患者进行腹腔镜检查，发现大约30%的患者有异位病灶。

综上所述，冲任受损、血液瘀滞为本病的主要病机，脏腑病变多责之肾虚、肝郁，瘀血作为病理产物，既是脏腑、气血失调所致，反之作为致病因素又可进一步干扰脏腑功能，进而加剧病情，诱发病变。所以，本病局部瘀血的病理变化与机体肾虚、肝郁的功能失调二者互为因果、胶结难解，致使本病的痛经呈进行性加剧。可以认为，本病以肾虚为本，瘀血为标，而肝郁则是瘀血形成的重要中间环节。

西医学关于子宫内膜异位的形成主要有三种学说：子宫内膜种植学说、体腔上皮化生学说和淋巴或静脉播散学说。但不论哪种学说均不能完满解释内异症的形成，内异症的病因病理至今尚未完全被认识。研究发现，内异症的发生与免疫机制有关，1980年Weet提出免疫功能异常、免疫防御机能下降易使逆流入盆腔的子宫内膜种植。此外，神经内分泌的异常，雌、孕激素水平的下降也易使子宫内膜种植而发生内异症。综合上述理论可以推测，身体虚弱、机体抵抗力下降易发生子宫内膜种植而导致内异症。

【治疗方法】

活血化瘀是治疗的根本大法。本病主证是血瘀证，且贯穿整个疾病过程中，临床根据痛经特点、经行情况和兼

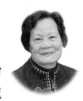

症，辨清在气在血、属寒属热、肾虚肝郁而分别论治。治疗大法总遵《素问·六元正纪大论》"大积大聚，其可犯也，衰其大半而止"之则，以活血化瘀、软坚散结为法，根据不同病机，分别治以疏肝理气、温经散寒、补肾益气、清热消癥等法。

1. 肝郁气滞证

证候特点：下腹胀痛，经行痛剧，痛引腰骶，痛甚昏厥，腹痛拒按，性交疼痛，胸胁作胀，乳房胀痛，经行淋漓，经色紫暗，夹有血块，婚后不孕，苔薄质紫，舌边尖有瘀点，脉弦。

治法：理气活血、散结止痛。

处方：血府逐瘀汤加减。

当归，川芎，赤芍，生地黄，枳壳，柴胡，桃仁，红花，牛膝，香附。

若经行不畅加益母草、失笑散；阴部坠胀加川楝子、柴胡；经行发热加红藤、大黄；乳房胀痛加橘叶、橘核；经行淋漓加蒲黄、炒地榆。

2. 寒湿凝滞证

证候特点：经常下腹冷痛或隐痛，得热则舒，经行腹痛加剧，畏寒肢冷，腰膝冷痛，头昏头痛，白带较多，月经不调，大便溏薄，婚后不孕，苔薄白，舌边紫暗，脉细紧。

治法：温经通络、活血化瘀。

处方：温经汤（《金匮要略》）加减。

当归，川芎，白芍，桂枝，人参，吴茱萸，制半夏，

185

麦冬，阿胶，生姜，牡丹皮，甘草。

若下腹冷痛加艾叶、紫石英；小腹下坠加黄芪、升麻；大便溏薄加炒扁豆、肉豆蔻；带下增多加芡实、鸡冠花。

3. 肾虚瘀阻证

证候特点：经常腰酸，头晕耳鸣，经行腹痛，痛引腰骶，肛门坠胀，平时少腹隐痛或不痛，月经先后不定期，经行量多，经色暗红，眼眶发黑，神疲乏力，孕后流产，继发不孕，苔薄质暗，脉细。

治法：活血化瘀、补肾调经。

处方：五桂温经汤。

五灵脂，蒲黄（炭），龙血竭，九香虫，白芍，山楂，桂枝，木香，橘核，甘草。

若月经量多加阿胶、岗稔根；头晕耳鸣加女贞子、墨旱莲；继发不孕加仙茅、胡芦巴；神疲乏力加党参、黄芪。

4. 瘀热内阻证

证候特点：下腹疼痛，腹部有灼热感，常有低热或经行发热，大便干结，口渴或口干不欲饮，月经提前，经色红夹血块，带下色黄，舌质红，苔薄黄，脉细数。

治法：活血化瘀、清热散结。

处方：清热调血汤加减。

黄连，生地黄，牡丹皮，桃仁，红花，丹参，香附，莪术，延胡索。

若伴低热加地骨皮、青蒿；心烦易怒加郁金、川楝子；月经先期加黄芩、黄柏；湿热重加土茯苓、萆薢；月经过多加炒槐花、陈棕炭。

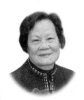

5. 痰热互结证

证候特点：月经量多或少，经期延长，肛门坠胀，性交疼痛，腰尻酸痛，经行加剧，胸闷不舒，喉中痰结，形体肥胖，嗜睡乏力，平时带多，婚后不孕，苔白腻或厚腻，舌暗，舌尖有瘀点，脉细濡。

治法：软坚化痰、活血止痛。

处方：血竭散加消瘰丸加减。

血竭，没药，丹参，赤芍，山慈菇，薏苡仁，竹茹，象贝母。

若月经不调加当归、川芎；胸闷不舒加全瓜蒌、枳壳；痰湿重加苍术、石菖蒲；有包块者加水蛭、莪术。

【典型病例】

王某，女，34 岁，已婚，初诊日期：2004 年 5 月 7 日。

主诉：周期性腹痛 5 年余。

现病史：患者自诉 5 年前始无明显诱因每于经期即出现下腹疼痛拒按，并逐年加重，得热痛减，伴腰骶胀痛，痛剧时恶心呕吐、汗出。平素肢冷畏寒，以月经第 2、3 天为甚，经后缓解。院外曾 B 超诊为子宫腺肌症、卵巢巧克力囊肿。1998 年院外行左侧卵巢巧克力囊肿剔除术，术后一直中西医结合治疗，效果不佳。去年 9 月份复查 B 超示：子宫腺肌症、双卵巢巧克力囊肿。近两年多来，未避孕未怀孕。既往月经正常，末次月经 2004 年 4 月 20 日。刻诊：舌淡，苔白，脉沉紧。

西医诊断：子宫腺肌症、双卵巢巧克力囊肿。

中医诊断：痛经（寒湿凝滞型）。

治法：温经散寒，化瘀止痛。

处方：温经汤（《金匮要略》）加减。

五灵脂 10g，蒲黄炭 10g，当归 10g，川芎 10g，白芍 10g，桂枝 10g，党参 15g，制半夏 10g，吴茱萸 5g，生姜 10g，牡丹皮 10g，甘草 5g。经前 1 周开始，每日 1 剂，早晚分服，服至月经第二天停药，下次月经重复服药，连服 3 个月经周期。

疗程结束后，腹痛明显减轻，其他症状亦明显缓解。2004 年 10 月 8 日复诊，患者谓停经已两个月余，查尿 HCG（＋），B 超检查提示宫内妊娠。

按：疼痛呈继发性且进行性加重乃子宫内膜异位症痛经的临床特点，腹痛拒按、得热痛减、肢冷畏寒为寒湿凝滞之特征，故温经散寒、化瘀止痛乃为正治。方中桂枝、吴茱萸温经散寒，桂枝长于温通血脉，吴茱萸擅长行气止痛；当归、白芍补血调肝；党参、麦冬、制半夏、生姜、炙甘草益气和胃，滋补气血生化之源，共同体现温经补血功效；川芎协助桂枝活血行瘀；五灵脂、蒲黄活血祛瘀，通经止痛。药证相合，故取效迅速。

子宫肌瘤

子宫肌瘤是由于子宫平滑肌增生而形成的良性肿瘤，其间有少量纤维结缔组织，是妇科常见的盆腔良性肿瘤，好发年龄在 30 ～ 50 岁之间。中医文献中没有子宫肌瘤的

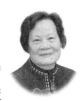

病名，根据本病临床主要表现为月经过多、经期延长、带下增多、腹内肿块等，归属于中医"崩漏""带下""癥瘕"等范畴，尤其与《内经》记载的"石瘕"颇为相似。临床患者大多无不适症状，一般由常规体检中的妇科检查或超声检查发现。中医学将腹部肿块称为"癥瘕"及"积聚"。其中，肿块部位不固定、时有时无、无形可及者称"瘕""聚"，肿块固定不移、有形可及者称"癥""积"，故子宫肌瘤属于"癥积"范畴。《内经》首载"石瘕"，《金匮要略》首提"癥病"，《诸病源候论》称之为"癥瘕"，并依病因、病形分别命名为七癥八瘕。

【病因病机】

本病之成因甚多，历代医家均有论述。《景岳全书·妇人规》曰："瘀血留滞作癥，唯妇人有之，其证或由经期，或由产后，凡内伤生冷，或外受风寒，或恚怒伤肝，气逆而血留，或忧思伤脾，气虚而血滞，或积劳积弱，气弱而不行，总由血动之时，余血未净，而一有所逆，则留滞日积而渐以成癥矣。"归纳起来，子宫肌瘤的产生多为产后或经期六淫乘袭、七情内伤，或多产、房劳等致气血不和、脏腑失调，进而损伤冲任，血、瘀、痰、湿相结，阻于胞宫，日久积而成癥，故它的发生、发展与血瘀有密切关系。又因月经量多、经期延长等症状，不断地耗损阴血、消耗正气，更加重了"瘀"的存在，由此循环反复、交错盘结以致本虚标实。瘀血的形成是多因素的，根据其成因临床上主要有五种情况：气滞血瘀、气虚血瘀、寒凝血瘀、痰瘀互结和肾虚血瘀。

【治疗方法】

1. 中药辨证内服

（1）气滞血瘀证

证候特点：下腹有结块，腹胀痛或刺痛，月经周期紊乱，经血量多，暗红有块，经行难净，经前乳房胀痛，心烦，胸闷不舒，喜叹息，面色晦暗，肌肤甲错，舌紫暗或有瘀斑瘀点，苔薄白，脉涩或弦。

治法：理气活血，化瘀散结。

处方：香棱丸或大黄䗪虫丸加减。

木香，三棱，莪术，丁香，枳壳，青皮，川楝子，茴香。

（2）气虚血瘀证

证候特点：小腹坠胀，腹中有结块，月经先期，量多色淡或淋漓不止，质稀薄，夹血块，带下量多，色白质稀，四肢乏力，倦怠，面色萎黄，舌质淡，苔薄白，脉虚而涩。

治法：益气化瘀散结。

处方：八珍汤合桂枝茯苓丸加减。

人参，白术，甘草，当归，川芎，熟地黄，茯苓，白芍，桂枝，赤芍，牡丹皮，桃仁。

（3）寒凝血瘀证

证候特点：小腹冷痛，遇寒加重，得热痛减，小腹有结块，月经后期，量少色黑有血块，带下量多，色白质稀，手足凉，舌淡暗，苔薄白，脉沉紧。

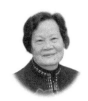

治法：温经散寒，化瘀散结。

处方：少腹逐瘀汤加减。

小茴香，干姜，延胡索，没药，当归，官桂，川芎，赤芍，蒲黄，五灵脂。

（4）痰瘀互结证

证候特点：下腹结块，触之不坚，固定难移，经行量多，淋漓难净，色暗红，质黏稠，有血块，带下量多，色白质黏，胸脘痞闷，舌胖大，有齿痕，舌色紫暗，苔白腻，脉沉滑。

治法：理气化瘀祛痰。

处方：苍附导痰丸合桂枝茯苓丸加减。

茯苓，半夏，陈皮，甘草，苍术，香附，胆南星，枳壳，生姜，神曲，桂枝，赤芍，牡丹皮，桃仁。

（5）肾虚血瘀证

主要证候：腹中结块，触痛，月经量多或淋漓不断，经色紫暗，夹血块，经行腹痛较剧，婚久不孕或曾反复流产，腰酸膝软，头晕耳鸣，舌质暗，脉弦细。

治法：补肾活血，消癥散结。

处方：补肾祛瘀方加减。

淫羊藿，熟地黄，仙茅，山药，香附，三棱，莪术，鸡血藤，丹参。

2. 中药保留灌肠

中药保留灌肠是许多妇科疾病的一种治疗方法，主要机理是盆腔静脉壁薄，静脉丛丰富，直肠、子宫、阴道静脉互相吻合，经直肠吸收的药物能够很快在盆腔弥散，直

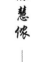

达病变子宫及附件等，减少了体内代谢的中间环节，最大程度保持了病灶局部药物的有效治疗浓度。陈慧侬教授应用莪术、三棱、当归、穿破石、血竭等具有活血化瘀、软坚散结、行气通络等功效的药物，煎煮后取药液进行直肠点滴治疗子宫肌瘤。

3. 治疗注意

（1）治疗本病当以祛邪为主

《血证论》曰："故凡血证，总以祛瘀为要。"然正虚亦是本病的重要病机，《医宗必读》谓之曰："积之成也，正气不足，而后邪气居之。"因此在投药之时当以祛邪为主，但不宜过度攻伐。年轻气盛者，正气充盛，正邪相搏，以实证为主，治疗当以"攻"法，即便邪陷较深也能耐受攻伐之药；年近"七七"者，正气渐虚，肾气渐衰，当攻补兼施，但需重视用药的分寸，以免过度补益而致邪气留恋难除。不过，临证时绝不可将年龄作为区分正邪的主要因素。

（2）用药注意"经期"与"非经期"

经期治疗以益气缩宫、祛瘀止血为主，兼以软坚消癥；非经期以活血化瘀、软坚消癥为主，兼以益气。各期用药各有侧重点。

【典型病例】

病例 1：黄某，女，48 岁，2006 年 11 月 20 日就诊。

主诉：发现子宫肌瘤 6 年，月经量增多 2 年余，阴道流血 10 天。

现病史：2000 年患者在一次体检中 B 超发现多发子宫

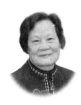

肌瘤，最大约 3cm×3cm×2cm（具体欠清），因无任何不适症状，故未治疗。两年前出现月经量增多，为既往量的两倍，血色鲜红或暗红，夹较多血块，偶有下腹部胀痛及腰部酸痛，月经周期正常，经期 6～7 天，曾服"益母草胶囊""桂枝茯苓胶囊"等，症状无明显好转。此次月经于 2006 年 11 月 11 日来潮，始量多，现已减少，但仍未干净，色暗红，伴腰酸、乏力，纳眠可，二便调，舌暗红苔薄白，脉沉细。妇科检查：外阴、阴道无异常，阴道少许暗红色血，宫颈光滑，宫体前位，子宫如孕 70 天大小，表面凹凸不平，质偏硬，活动度好，无压痛，双附件未触及异常。B 超检查：子宫 10.8cm×7.3cm×6.9cm，前壁及宫底可见多个稍强回声，最大 6.4cm×5.5cm×6.1cm，双附件未见异常回声，提示子宫稍强回声，考虑子宫肌瘤可能性大。

西医诊断：子宫肌瘤。

中医诊断：癥瘕（气滞血瘀兼脾肾虚型）。

因患者子宫较大，肌瘤较多，并且月经量多，建议手术治疗，但患者恐惧手术，强烈要求中药治疗。

治法：活血消癥，补肾健脾。

处方：皂角刺 15g，桃仁 10g，三棱 15g，莪术 15g，炒蒲黄 10g，五灵脂 10g，墨旱莲 15g，益母草 10g，川续断 15g，党参 20g，炙甘草 6g，九香虫 10g。3 剂，日 1 剂，水煎服。

2006 年 11 月 24 日二诊：月经已干净，时有下腹胀感，舌脉同前。处方：九香虫 10g，皂角刺 15g，三棱 15g，莪术 15g，穿山甲 10g，党参 20g，白术 10g，川续断 15g，

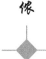

肉苁蓉 15g，怀牛膝 15g，墨旱莲 15g，紫草 10g，花蕊石 15g。15 剂，水煎服，日 1 剂。

2006 年 12 月 7 日三诊：患者昨天月经来潮，量多、有块，下腹隐痛，舌暗红苔薄白，脉沉细。处方：熟地黄 15g，益母草 15g，三棱 15g，莪术 15g，穿山甲 10g，党参 20g，白术 10g，川续断 15g，肉苁蓉 15g，炙甘草 6g，墨旱莲 15g，紫草 10g，花蕊石 15g。5 剂，水煎服，日 1 剂。

2006 年 12 月 13 日四诊：服上药后，经量较前明显减少，色红，血块减少，小腹下坠感缓解，现月经基本干净，舌暗红苔白，脉沉。守二诊方，20 剂，水煎服。

2007 年 1 月 10 日五诊：月经今天来潮，量少、色暗红，下腹隐痛，舌暗红苔薄白，脉沉细。守三诊方，5 剂，水煎服。

遵上法治疗半年，月经量逐渐减少，月经周期逐渐延长，诸症消失。患者于 2008 年 5 月绝经，2009 年复查 B 超：子宫增大，多发肌瘤，最大 3.8cm×2.5cm×4.3cm。

按：子宫肌瘤是妇科常见病、多发病，属中医妇科学之癥瘕的范畴。由于工作压力增大、环境污染、饮食中激素含量增加及诊断技术的改进等，子宫肌瘤的 B 超检出率不断提高，近年文献报道本病的发病率为 20%～25%，且呈逐年上升的趋势。子宫肌瘤的治疗要根据肌瘤的大小、患者的年龄、有无生育要求、临床症状等采取不同的治疗方案。《医宗金鉴·妇科心法要诀》云："凡治诸癥积，宜先审身形之壮弱，病势之缓急而治之。"本患者年近"七七"，正气渐虚，肾气渐衰，当攻补兼施，但需重视用药的分寸，以免过度补益而致邪气留恋难除。选用紫草、花蕊石、寒水石等药物，这些药物已被药理学试验证实有抗雌激素作用。肉苁蓉能增强免疫功能，有雄激素样作用，临床已证实以肉苁蓉为主药配方治疗子宫肌瘤有缩小肿瘤作用；皂角刺、九香虫、穿山甲是陈慧侬教授治疗子宫肌瘤常用的药物，活血祛瘀消癥之力较强。在治疗过程中，围绝经期妇女应结合月经情况，让患者顺利度过围绝经期。绝经后子宫肌瘤可慢慢萎缩，但仍要定期监测肌瘤的情况，以免肌瘤变性。

病例2：孔某，女，32岁，2007年11月10日就诊。

主诉：检查发现子宫肌瘤2月余。

现病史：患者2007年8月在本市某医院行B超检查，提示多发性子宫肌瘤，直径均约2cm。平素无任何不适，月经规则，初潮13岁，5/28天，经量中，色暗红，无痛经，末次月经2007年11月1日，现干净4天。结婚5年，避孕套避孕，孕3产0。舌淡暗，苔薄腻，脉细。

西医诊断：子宫肌瘤。

中医诊断：癥瘕（气滞血瘀夹湿型）。

治法：活血化瘀，行气祛湿。

处方：牡丹皮15g，生蒲黄15g，赤芍15g，皂角刺12g，茯苓15g，桂枝15g，三棱15g，莪术15g，血竭9g，橘核10g，薏苡仁15g，炙甘草6g。7剂，水煎服，日1剂。

2007年11月17日二诊：服上药无不适，继服上方7剂，水煎服，日1剂。

2007年11月25日三诊：月经即将来潮，时有乳房胀痛，胸胁不适，纳可，眠好，二便调，舌淡暗，苔薄白，脉细。去蒲黄、血竭，加用川楝子 10g、王不留行 10g 以疏肝理气、通利冲任。7 剂，水煎服，日 1 剂。

2007 年 12 月 2 日四诊：月经于 12 月 1 日来潮，量多，色暗红，血块较多，下腹隐痛，舌暗淡，苔薄，边有瘀点，脉细。治以活血祛瘀止血，兼以软坚消癥。方用牡丹皮 15g，益母草 15g，赤芍 15g，贯众 12g，茯苓 15g，桂枝 15g，党参 15g，煅牡蛎 15g，煅龙骨 15g，枳壳 10g，白术 10g，炙甘草 6g。5 剂，水煎服，日 1 剂。

2007 年 12 月 8 日五诊：月经干净，无不适，守一诊方内服。7 剂，水煎服，日 1 剂。

2007 年 12 月 15 日六诊：患者少量阴道流血，下腹不适，考虑经间期出血。上方加用海螵蛸 10g、茜草 10g 以补肾固冲、祛瘀止血。7 剂，水煎服，日 1 剂。

此后患者宗原法服药 1 年余，于 2008 年 8 月复查 B 超，提示子宫前壁肌瘤 1.3cm×1cm×0.8cm，余肌瘤消失。

按：中医学并无子宫肌瘤之病名，但依据其下腹包块固定不移，腹部或痛或胀之特点，将其归属于"癥瘕"范畴。对癥瘕病因的认识，早在《灵枢经·水胀》就有"石瘕生于胞中，寒气客于子门，子门闭塞，气不得通，恶血当泻不泻，衃以留止，日以益大，状如怀子，月事不以时下"的论述。历代医家对癥瘕病因病机的认识，认为外因为风冷寒邪或湿邪、热邪与气血相搏结，气血运行受阻发生癥瘕；内因强调情志过激，气机郁滞，脏腑气血失调，导致"邪气往来，日积月聚，所以成癥"。病机方面则认为瘀血内停是关键。本病临床治疗方法多样，该患者为年轻未生育妇女，血瘀症状明显，体质好，耐攻伐，治疗可用大剂量活血祛瘀药物，但存在攻伐消瘤与经期出血量多的矛盾。陈慧侬教授根据多年的临床经验，采取分期论治、补消结合的治疗方法，即用药分为经期和非经期，在不同时期攻伐与补益各有侧重，标本兼治。非经期用药着重于攻破，治以活血化瘀、软坚消癥，兼以益气。月经期治疗以益气缩宫、祛瘀止血为主，兼以软坚消癥。即非经期以消瘤为主，经期以益气缩宫止血为主，一消一补。非经期消瘤不破血，兼以益气，既消又补；经期止血不留瘀，既补又消。若患者近期有生育要求，则在消癥的同时注意经后补肾，促卵泡发育，经间期促排卵。另外在饮食上，陈慧侬教授常要求患者少食辣椒、花椒等刺激性食物，有类激素作用的食品如桂圆、阿胶、蜂王浆、紫河车、甲鱼等也尽量少食用。

阴　吹

阴吹，是指妇女阴道中时时出气或气出有声，状如矢气状者。此病症由于患者害羞，为妇人隐疾，在临床中并不多觅，所以临床报道不多见。

【病因病机】

对于阴吹的发病机理，历代医家各有学说。该病最早见于张仲景《金匮要略》："胃气下泄，阴吹而正喧，此谷

197

气之实也，膏发煎导之。"张仲景认为阴吹的病因是大便秘结，压迫阴道变窄，浊气通过狭窄之处而发出阴道排气声，且连续不断。治疗用膏发煎，以润导大便，缓解阴道紧张，则阴吹自消。尤在泾曰："谷气实者，大便结而不通，是以阳明下行之气，不得从其故道，而乃别走旁窍也。猪膏发煎润导大便，便通气自归矣。"徐忠可认为："下泄与下陷不同，下陷为虚，下泄者，气从阴门而泄出，故曰阴吹。吹者，气出而不能止也。"吴谦认为，阴吹的病机是胃气实而肾气虚也，《医宗金鉴》指出："肾虚不固，则气下泄，阴吹而正喧，谓前阴出气有声也，此谷气之实，谓胃气实而肾气虚也。以诃黎勒丸，固下气然而泻谷气也。"吴鞠通认为，阴吹的病机是"痰饮蟠居中焦"，并在《温病条辨》中云："饮家阴吹，脉弦而迟，不得固执《金匮》法，当反用之，橘半桂苓枳姜汤主之。"孙一奎则认为病机是中气不足，他在《赤水玄珠》中说道："屁从子户中出，以补中益气汤，加酒炒黄连。"近代医家盂俊琴在所著《济生精华》中云："妇人阴中矢气，称为阴吹，大肠津藏枯少，谷气结而不行，猪膏发煎主之；若大便不实者，诃黎勒散治之。"目前人们根据临床实践，总结前人经验，认为阴吹主要是胃气下泄，不循常道，迫走前阴。其机理归纳如下。

1. 中气亏虚

多由于素体虚弱或过度劳倦，以致中气不足，升举无力，清气不升，浊气不降，清浊相干，气机逆乱，腑气下泄，腹气失循常道而致阴吹。《医宗金鉴》指出："若气血大虚，中气下陷者，宜十全大补汤加升麻、柴胡，以升提之。"李东垣《脾胃论》指出："脾胃不和，谷气下流。"

2. 胃燥腑实

多由于患者素体阳盛，气火有余，或过食辛辣，助湿生热，热与燥屎相结，阳明阴液不足，肠胃枯燥，谷道欠通，胃气下泄，而致阴吹。

3. 肝气郁结

情志失调，致肝气郁结，疏泄失度。肝之经脉，循阴股，入毛中，过阴器，抵步腹，故肝气攻撑走窜，迫于前阴而出，逐成阴吹。

4. 饮停中焦

素有痰饮内停或过食寒凉，感受风雨，久居湿地，寒湿内聚中焦，中阳被困，痰湿内生，清浊相干，谷气不能上升清道，反之下泄，导致阴吹。

【治疗方法】

阴吹发病有虚实之别，实者多因热结肠胃，煎熬津液，致使大肠津枯，血脉不利，络中血瘀，大便不下，肠腔变窄，致胃中浊气不行不畅，别走旁窍，发出声音，遂成为阴吹；虚者多由于素体脾弱，不慎卫生，复因操劳过度，房室不节，以致气血亏虚、中气下陷所致。

1. 中气亏虚证

证候特点：阴吹时断时续，缓而气微，头昏神疲懒言，倦怠乏力，胃脘痞闷，腹胀下坠，便溏，面色萎黄，舌淡苔白，脉沉细无力。

治法：补中益气，升清降浊。

199

处方：补中益气汤加减。

人参，黄芪，白术，当归，陈皮，甘草，柴胡，升麻。

2. 胃燥腑实证

证候特点：阴吹较剧，脘腹胀满，拒按，大便干结难下，舌红苔黄，脉弦。

治法：润燥通便。

处方：小承气汤加减。

大黄，厚朴，枳实。

3. 肝气郁结证

证候特点：胸闷，两胁胀满，大便不通，情志抑郁，苔薄白，脉弦。

治法：疏肝理气解郁。

处方：柴胡疏肝散或逍遥散加减。

陈皮，柴胡，川芎，香附，枳壳，芍药，甘草。

4. 饮停中焦证

证候特点：阴吹，心下痞满，头重目眩，常伴带下增多，色白，质黏腻，无臭，胸闷脘痞，口腻痰多，苔白腻，脉濡细。

治法：醒脾化湿，健脾和胃。

处方：桔半桂苓枳姜汤加减。

桂枝，茯苓，生姜，橘皮，制半夏，枳壳。

【典型病例】

刘某，女，31岁，已婚，2002年11月15日就诊。

主诉：阴道排气反复2年，再发加重1月余。

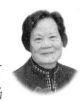

现病史：患者自述 2 年前足月顺产后出现阴道内时有气排出，能闻其声，但无异味，用药后症状稍缓解，但仍有反复。近两年来，每于劳作或月经后症状加重，多时日发 4～5 次，患者痛苦不堪，伴有腰肢酸软，少腹及阴部下坠感，头晕神疲，眼睑有时浮肿，面色萎黄，食少便溏，带下清稀，舌淡苔白，苔薄白，脉细弱。妇科检查：外阴已婚经产型，阴毛分布正常，阴部皮肤无白斑，阴道通畅稍松弛，阴道分泌物量中，宫颈光滑，宫体前位，正常大小，无压痛，双附件未触及异常。

诊断：阴吹（中气下陷、脾肾亏虚型）。

治法：补中益气，调补脾肾。

处方：补中益气汤加味。

黄芪 30g，党参 20g，白术 10g，甘草 6g，当归 6g，升麻 3g，柴胡 5g，鹿角霜 15g，菟丝子 20g，香附 10g，砂仁 6g，枳壳 10g。7 剂，水煎服，日 1 剂。

2002 年 11 月 22 日二诊：阴吹日作稍有减少，纳食增多，大便成形，腰酸、乏力症状有所缓解，舌淡苔白，脉细弱。原方去香附，加桑寄生 15g，水煎服，日 1 剂，10 剂。

2002 年 12 月 3 日三诊：阴吹偶作，少腹微坠，上方隔日 1 剂。复进 10 剂而愈，随访两年无恙。

按：阴吹一症，最早见于汉代张仲景的《金匮要略》，此病并非少发，但由于患者耻于就诊，所以临床并不多见。西医学总结，阴吹的产生可能与下列几种因素有关：阴道壁松弛，阴道壁松弛合并外阴Ⅰ、Ⅱ度陈旧性裂伤，直肠

201

阴道瘘，滴虫性阴道炎，神经和精神因素等。本例缘于产后气血亏虚，复加产后未能及时调养，阴吹乃作。方中黄芪补中益气，辅以党参、炙甘草、白术益气健脾；砂仁理气和胃；当归养血和营；升麻、柴胡升提下陷之阳气；加用枳壳取补中有行，补而不腻，勿使气血壅闭之意。药理研究表明，枳壳能增强子宫平滑肌紧张度，使子宫收缩，有利于恢复子宫及阴道正常的生理功能。香附总理一身之气，前人称之为"妇科之主帅，气病之总司"，温而不燥烈，散而不耗气。临证要抓住辨证要点，药随证变，谨守病机，方能立法、处方正确而获桴鼓之效。

阴吹一病虽病因、病机各有异同，总因脏腑功能失调、运摄代谢紊乱所致。临床强调审证求因，使脏腑功能协调，令阴平阳秘，则阴吹自愈。

壮药运用经验

田　七

　　田七首载于明代李时珍所著的《本草纲目》,《本草纲目》是一本广泛收集各民族民间用药经验的药学巨著。李时珍在《本草纲目》中记载田七"生广西南丹诸州番峒深山中,采根曝干,黄黑色。团结者,状略似白及;长者如老干地黄,有节。味微甘而苦,颇似人参之味",可以"止血散血定痛,金刃箭伤、跌仆杖疮、出血不止者,嚼烂涂之,或为末掺之,其血即止。亦主吐血衄血,下血血痢,崩中经水不止,产后恶血不下……产后服之亦良"。田七又名人参三七,主产于岭南滇桂之壮族聚居地区,是壮族先民首先发现,并从野生引种成功而广为应用的壮药。

　　现代研究表明,田七主要成分为三七皂苷、黄酮甙。其皂苷中所含单体以人参皂苷 Rg1 和 Rb1 为主,还含有皂甙苷人参二醇和人参三醇。

　　药理研究证实,田七总皂苷可缩短血凝时间,影响血小板聚集并使全血黏度下降。黄酮甙可增加冠状动脉血流量,扩张冠状动脉,改善心肌缺血状态,从而具有止血活血,防治心血管病作用。另外,黄酮甙还可降低转氨酶的活性,增加血清蛋白含量,达到保护肝脏的目的。由于其能改善冠状动脉微循环,降低毛细血管的通透性,降低血压、血脂,对妇科病及老年病大有补益。而三七所含人参皂苷与人参中成分相似,故滋补功效不言而喻。

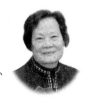

陈慧侬教授在应用田七治疗妇女月经病、恶露不绝、不孕症等妇科病症方面积累有丰富的经验，现介绍如下。

1. 功能失调性子宫出血

冯某，女，38 岁，已婚，2003 年 9 月 9 日就诊。

主诉：月经紊乱 1 年，阴道流血 30 天。

现病史：患者于去年 2 月开始出现月经紊乱，周期 15 天～2 个月不等，行经期 12～20 天，量时多时少，夹血块，曾因阴道流血量多 10 余天不止住院治疗，当时诊刮病理报告为"子宫内膜增生过长"，经治疗后月经周期曾正常 3 个月。此次阴道流血之前，月经曾停闭 70 天未至，8 月 9 日阴道开始流血，初时量多，时夹有小血块，色暗红，继则量减少，淋漓至今未净。刻诊：阴道流血，量少，色暗红，仍有小血块，伴头晕，心悸，困倦，乏力，动则气短，小腹时有刺痛，纳食一般，二便正常，面色萎黄，眼睑淡白，舌质淡，苔薄白，脉沉细弱。1 年前月经量、色、质无异常。25 岁结婚，孕 5 产 2 人流 3，取环已有两年。B 超检查提示：子宫附件无异常。

诊断：崩漏（气虚血瘀型）。

治法：健脾益气，佐以化瘀止血。

处方：固本止崩汤（《傅青主女科》）加减。

党参 15g，黄芪 15g，白术 10g，熟地黄 10g，当归 10g，炮姜 10g，艾叶炭 10g，三七粉 2g（冲服），益母草 15g。每日 1 剂，水煎服。

连服 5 剂血止，此后继续以补中益气汤合寿胎丸加减，连服 3 个月，月经恢复正常。

205

按：本例患者曾孕 5 产 2 人流 3，多次孕产致肾虚冲任不固，经血妄行，但因阴道流血时间较长，失血则耗气，气虚血运无力易停留成瘀，故肾虚是本病的根本，气虚血瘀是其标。根据"急则治其标，缓则治其本"的原则，出血之际当以益气摄血，佐以化瘀止血为要，等血止后才能固本清源，故方选固本止崩汤加减。方中人参、黄芪大补元气，升阳固本；白术健脾资血之源又统血归经；熟地黄滋养阴血，"于补阴之中行止崩之法"；佐炮姜既可引血归经，更有补火温阳收敛之妙；且黄芪配当归含有当归补血汤之意，功能补血；熟地黄配当归一阴一阳，补血和血；加三七、艾叶炭、益母草化瘀止血。全方不仅气血两补，使气壮固本以摄血，又有化瘀止血之功，故疗效显著。血止后以补中益汤合寿胎丸加减治疗，乃标本兼顾之法。

2. 恶露不绝

陈某，女，29 岁，2002 年 12 月 8 日初诊。

主诉：产后恶露淋漓 20 余日。

现病史：患者自诉 2002 年 11 月 15 日足月顺产，产后因胎盘娩出不完整复行清宫术，产后阴道流血淋漓至今未净，近几天来恶露量较多，色暗有块，小腹刺痛，块下痛减，伴头晕，体倦乏力，纳差，舌淡，苔白，脉细涩。B 超检查提示：子宫增大，约 8cm×7.8cm×6.5cm，宫内回声欠均。

诊断：产后恶露不绝（气虚血瘀型）。

治法：益气化瘀止血。

处方：生化汤加味。

当归 10g，川芎 10g，桃仁 10g，黑姜 5g，炙甘草 5g，三七 10g，益母草 15g，党参 15g，黄芪 20g，白术 10g。每日 1 剂，水煎服。

连服 5 剂后，阴道流血停止，腹痛消失。

按：气不足便是寒，生化汤专治产后寒凝血瘀而小腹疼痛之症。方中用川芎、桃仁活血祛瘀；当归补血生血；黑姜性温，一方面助川芎、桃仁温化瘀血，一方面和甘草温中止痛。前人谓寒凝则血瘀，温则化，此方用黑姜即此义，但用量宜少，多用反有动血之虑。本方还可用黄酒或童便煎服，此二物有活血之功，且借童便以止血。对于产后出血和瘀血两种矛盾同时存在的证候，应该活血与止血并用，才能照顾到矛盾的两个方面。加三七、益母草加强其活血化瘀止痛之功，加党参、黄芪以补气摄血。

3. 滑胎

李某，女，30 岁，2004 年 10 月 12 日初诊。

主诉：停经 50 天，阴道少量下血 10 余天。

现病史：末次月经 2004 年 8 月 23 日，停经后无明显早孕反应，10 天前无明显原因出现阴道少量下血，色暗黑，伴小腹隐痛、腰酸，即到我院就诊，查尿 HCG 阳性，B 超提示宫内早孕，活胎。门诊即拟"滑胎"收入院。入院时症见：阴道流血，量少数，色黑如酱，无肉样物排出，伴小腹疼痛，腰酸，头晕，纳欠佳，不渴，大便正常，小便清长，夜尿频多，舌质淡暗，苔白，脉沉涩。患者 14 月经岁初潮，3～4 天/28～30 天，经量少，色暗红，有血块，有痛经史，孕 4 产 0，自然流产 3 次。

入院诊断：滑胎（肾虚血瘀型）。

治法：补肾安胎，佐以化瘀止血。

处方：寿胎丸合胶艾汤加减。

菟丝子10g，桑寄生10g，阿胶10g（烊化），淫羊藿10g，白芍10g，当归10g，艾叶炭10g，熟地黄15g，炙甘草6g，炮姜10g，三七粉1包（相当于饮片3g，冲服）。日1剂，水煎服。

连服3天后血止，即去三七粉、艾叶炭及炮姜，加白术、干姜各10g。继续服药1周后，诸症消失。

按：本例患者屡孕屡堕，重损肾气，肾虚冲任不固，胎失所系，故再次受孕后仍发生胎欲堕之先兆。肾虚血行迟滞而成瘀，冲任瘀阻，瘀血不去，新血不得归经，故阴道流血淋漓不止，血色暗黑，腹痛，脉涩，结合月经及孕育情况，均为肾虚血瘀之表现。方中菟丝子、川续断、桑寄生、淫羊藿、熟地黄温肾滋肾，当归、阿胶补血止血，白芍缓急止痛，艾叶炭、炮姜温经止血，三七化瘀止血。全方有补肾固冲、化瘀止血之功，故用之效佳。

广西血竭

广西血竭是百合科龙血树属剑叶龙血树的醇提物。根据典籍记载，血竭具有活血散瘀、止痛、止血、生肌敛疮等功效，内服主治淤血、肿痛、经闭、痛经，外用主治外伤出血、溃疡不愈、痔漏肿痛，为有名的活血化瘀中药之

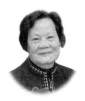

一. 陈慧侬教授常用广西血竭治疗多种妇科疾病，获得较好疗效，现介绍如下。

1. 子宫内膜异位症

倪某，女，28岁，未婚，2005年5月28日就诊。

主诉：周期性腹痛8年。

现病史：患者自诉8年前开始每于月经来潮前一天即出现下腹部疼痛，以月经第一天为甚，痛引腰骶，呈胀痛，伴肛门坠胀感，痛剧时恶心呕吐，冷汗淋漓，常需服止痛药，次日疼痛缓解，月经量少，行而不畅，色暗有块，块下痛略减，得温痛亦减。曾多次院内外就诊，B超检查提示子宫大小正常，右附件区见一混合性包块约6cm×5cm×5cm，内见密集光点，考虑卵巢巧克力囊肿可能性大。医生给予对症处理，并建议手术治疗，患者因惧怕手术，经人介绍前来就诊。患者末次月经2005年5月5日，正值经前期，无不适感，平素怕冷，纳差，二便调，舌质淡，苔薄白，脉细涩。

西医诊断：子宫内膜异位症。

中医诊断：痛经（寒凝血瘀型）。

治法：温阳活血，化瘀止痛。

处方：内异痛经灵。

五灵脂10g，蒲黄6g，广西血竭3g（研粉冲服），九香虫10g，白芍20g，桂枝5g，橘核10g，甘草10g，乌药10g。因正值经前，故加当归、川芎、牛膝各10g。每日1剂，水煎服。

连服5剂后，月经来潮，疼痛较前减轻，月经量增多，色仍暗红，有块，行经6天干净。经净后给予基本方连续服用，至经前1周改服上药，连续3个月。第3个月月经干净后复诊，诉痛经基本消失，复查B超提示右附件包块大小为4cm×4cm×3cm。此后继续重复上述治疗3个月后，再行B超检查提示未见盆腔有明显包块。随访半年未见复发。

按：方中广西血竭味甘、咸，性平，归心、肝经，能散瘀止痛，为君药；九香虫性温，味咸，能行气止痛、温肾壮阳；五灵脂、蒲黄活血化瘀，散结止痛，为臣药；桂枝鼓舞阳气、温经通脉，橘核行气散结止痛，乌药理气止痛，白芍养血和营、缓急止痛，上药共为佐药；甘草补脾益气、缓急止痛、调和诸药，为使药。现代药理研究表明，活血化瘀药可改善血流动力学和血液流变学，并能抗血栓形成，促进瘀血分解和吸收，软化粘连，缩小包块，抑制炎症和组织异常增生，镇痛，调节免疫调节功能。温肾药有类似内分泌激素作用，能调节性腺和肾上腺功能，并有激发肾上腺释放皮质激素的作用。临床观察证实，内异痛经灵确实能够起到缓解疼痛、改善症状、促进包块吸收、提高受孕率的作用。

2. 异位妊娠

李某，女，32岁，已婚，2004年11月5日初诊。

主诉：停经43天，阴道不规则流血7天，左下腹隐痛2天。

现病史：患者既往月经规律，末次月经2004年9月12日，停经后有纳差、欲吐等反应。10月30日起无明显诱因

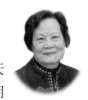

出现阴道少许流血，色淡暗，无血块，无肉样物排出。2天前开始出现左下腹部隐痛不适，遂到我院求诊。诊见：阴道不规则流血，色淡暗，左下腹部隐痛，呈持续性，小便频数，夜寐欠佳，舌质暗淡，苔白，脉弦而滑。妇科检查：外阴正常，阴道内见少量血性分泌物，宫颈光滑，有少许血自宫口流出，后穹隆不饱满，无宫颈举摆痛，子宫后位，稍大，活动差，宫体无压痛，左侧附件区可触及一鸽蛋大包块，边界不清，质软，压痛（++），右侧附件区未见异常。辅助检查：尿HCG（+），血β-HCG 1840u/L。B超检查提示：宫内未见孕囊，左侧附件区可见一个3cm×2.4cm混合性包块。拟诊异位妊娠（未破损期）收入院。入院后行中药保守治疗。

处方：宫外孕Ⅱ号方加味。

桃仁10g，丹参15g，赤芍10g，三棱10g，莪术10g，广西血竭3g（研粉冲服），急性子5g，蜈蚣1条，天花粉30g。日1剂，水煎服。

1周后复查血HCG降至1095u/L，B超包块未见增大。继续服用上方两周后，HCG降至90u/L，阴道流血基本干净。因患者坚决要求出院，故于患者签字后予带上方出院，两周后门诊复诊，血HCB已降至正常。

按：异位妊娠为妇产科常见病之一。中医学认为，该病是由于先天肾气不足或少腹宿有瘀滞或感受湿热之邪，致冲任阻滞，胞脉不畅，孕卵异位着床而致。未破损期属中医"癥瘕"范畴，治疗宜活血化瘀、消积杀胚，在宫外孕Ⅱ号方基础上辨证施治。方中天花粉、蜈蚣、急性子杀胚散结；三棱、莪术消痛破积；赤芍、桃仁、广西血竭活血化瘀，增强了杀胚、消癥、散结的功效。本方使异位妊娠胚胎发育停止，并促进包块吸收，为以后正常妊娠打下良好基础，尤其适合有生育要求者。

两面针

两面针为芸香科花椒属植物两面针的干燥根，是临床常用中药，为《中国药典》所收载。两面针药材性味辛、苦，性微温，有小毒，具有祛风通络、胜湿止痛、消肿解毒的功效，对于心血管系统、神经系统以及平滑肌等都有显著的作用，其主要成分氯化两面针碱能止痛抗炎，并有抗癌作用。

陈慧侬教授在临床中常用两面针治疗各种妇科病症，如慢性盆腔炎、子宫内膜异位症、不孕症、月经不调等，疗效满意。

1. 慢性盆腔炎

高某，女，27岁，2003年3月6日初诊。

主诉：下腹疼痛反复发作1年余。

现病史：患者自诉1年前冬天被雨淋后出现下腹疼痛，呈坠胀疼痛，有时下腹有冷感，喜热恶寒，得热痛减。曾多次在外院就诊，给予中、西药治疗，效不佳。经行时腹痛加重，伴神疲乏力，腰骶冷痛，小便频数，带下色白稀薄，无臭味，月经有时错后，末次月经2003年2月20日，

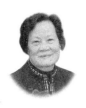

舌质暗红，苔白腻，脉沉迟。妇科检查：外阴发育正常，阴道通畅，分泌物量稍多，色白质略稀，宫颈光滑，子宫前位，正常大小，无压痛，双附件区增厚压痛，未触及包块。

诊断：慢性盆腔炎（寒凝血瘀型）。

治法：祛寒除湿，活血化瘀。

处方：少腹逐瘀汤加减。

当归10g，川芎10g，干姜10g，五灵脂10g，蒲黄10g，肉桂5g，赤芍10g，小茴香9g，延胡索10g，没药10g，两面针12g，茯苓15g。日1剂，水煎服。

2003年3月13日二诊：服上方7剂后，下腹疼痛大减，腰骶冷痛、恶寒、神疲乏力等症亦有所减轻，舌质淡，苔白，脉沉。效不更方，继续予前方7剂，药后诸症皆除，随访半年，未见复发。

按：本例患者病由于冬天淋雨，寒湿内侵，寒凝血瘀，瘀血阻滞于胞宫胞脉，不通则痛，故诊为寒凝血瘀型慢性盆腔炎无疑。由寒引起血瘀气滞而产生的疼痛，法当温经与逐瘀双管齐下，使寒邪散则气血通，气血通则疼痛减。此方以小茴香、干姜、肉桂温经散寒，小茴香兼能行气止痛，肉桂兼能温通血脉，对气血运行不利之因于寒者投之颇为合拍。当归、川芎、五灵脂、蒲黄、没药、延胡索均为活血祛瘀药，与干姜、肉桂、小茴香等为伍，能具备较好的温经逐瘀功效。再加两面针理气止痛，加茯苓健脾除湿。诸药共用，既能温经散寒，又理气止痛，兼健脾除湿，药证相符，故病愈。

2. 子宫腺肌症

吕某，女，43岁，2003年8月1日初诊。

主诉：周期性腹痛26年。

现病史：患者自诉26年前开始出现周期性腹痛，呈胀痛，痛引腰骶，痛时拒按，以月经第1天为最甚，且呈进行性加重；月经量多，色红，质稠，有血块，块下痛略减。曾院外就诊，B超检查提示子宫腺肌症，曾中西医治疗无效，今慕名来诊。末次月经2003年7月5日，就诊时正值经前期，自觉口干苦，脘闷，大便不爽，小便短黄，舌质红，苔黄厚，脉略滑数。

西医诊断：子宫腺肌症。

中医诊断：痛经（湿热瘀结型）。

治法：清热除湿，化瘀止痛。

处方：内服中药以三妙散合金铃子散加减。

黄柏12g，苍术12g，薏苡仁20g，茯苓12g，川楝子12g，延胡索12g，三棱10g，莪术12g，两面针10g。每日1剂。

外用：两面针20g，白花蛇舌草20g，水蛭5g，全蝎10g，十大功劳20g，三棱12g，莪术20g。日1剂，浓煎100mL，直肠点滴。

连用5天后月经来潮，自觉腹痛较前减轻，嘱以后于月经前1周复诊。连续6个月经周期，经期腹痛消失，随访3个月，未见复发。

按：子宫腺肌症属中医"癥瘕"范畴，其基本病理是瘀血停滞，瘀血的形成有因于寒、有因于热、有因于气滞，还有因于湿阻。本例患者素体湿热内蕴，湿热之邪流注于冲任，蕴结胞中，与血相搏而成瘀，瘀血阻滞于胞宫胞脉，日久成癥。经前、经期气血下注，子宫、冲任气血壅滞更甚，不通则痛，故周期性伴随月经来潮而出现疼痛。湿热瘀结，理当清热除湿、化瘀止痛，故方选三妙散合金铃子散加减。方中黄柏、白花蛇舌草、十大功劳、大黄清热除湿，苍术、薏苡仁、茯苓健脾除湿，川楝子、延胡索疏肝理气止痛，加两面针以加强其理气止痛之功，三棱、莪术活血祛瘀，水蛭、全蝎散结消癥。诸药共用，使湿热得除，瘀血得散，气机畅行，故疼痛自除。

3. 不孕症

黄某，女，26 岁，已婚，2003 年 7 月 16 日初诊。

主诉：结婚 3 年未孕。

现病史：患者平素月经规律，婚后随着体重不断增加，月经周期渐渐延后，经量减少，色淡，质黏，末次月经 2003 年 3 月 20 日。现形体肥胖，带下量多，色白质黏，无臭气，头晕心悸，面色㿠白，胸闷泛恶，舌苔白腻，脉滑。妇科检查：阴毛浓密，子宫附件未见异常。男方生殖功能检查未见异常。

诊断：原发性不孕症（痰湿阻滞型）。

治法：健脾除湿，理气豁痰助孕。

处方：苍附导痰丸加味。

苍术 10g，胆南星 5g，陈皮 6g，枳壳 10g，茯苓 12g，制半夏 10g，香附 10g，生姜 10g，神曲 10g，甘草 5g，三棱 10g，莪术 10g，两面针 12g。日 1 剂。

连服 1 周后月经来潮，嘱经后继续调治。连用 3 个月后再次复诊，查尿 HCG（＋），B 超示宫内早孕，见胎心搏动（相当于孕 6+ 周大小），给予四君子汤合寿胎丸加减安胎月余。

按：患者结婚 3 年未孕，且形体肥胖、带下量多、色白质黏、胸闷泛恶，这些均为痰湿阻滞之表现，治疗理当豁痰除湿。方中茯苓、制半夏、陈皮燥湿除痰；苍术健脾燥湿；枳壳、香附行气化痰；因痰湿易于化热，故用胆南星清热化痰；甘草、生姜健脾和中；神曲健脾消食；痰湿易与血结，故加三棱、莪术活血化瘀；两面针疏肝理气行瘀。全方重于化痰除湿，痰湿瘀阻消除，经络通畅则能摄精成孕。

4. 月经不调

陈某，女，38 岁，2003 年 9 月 10 日初。

主诉：主诉月经紊乱半年余。

现病史：患者自诉半年前始月经开始紊乱，以行经期延长为主，10 余天方净，量中等，月经周期 22 ～ 23 天，头几天经血点滴而下，色淡，质稀，4 ～ 5 天后正式行经，伴头晕，体倦乏力，肢软，纳差。刻诊：月经第 7 天，经血量中等，色淡红，无块，面色萎黄无华，大便溏薄，舌质淡，苔薄白，脉细弱。妇科检查：外阴血染，阴道通畅，见中等量积血，色淡红，宫颈光滑。B 超：子宫正常大小，双附件未见明显异常。

诊断：经期延长（气虚型）。

治法：健脾益气，固冲止血。

处方：举元煎加减。

党参 20g，黄芪 15g，白术 10g，升麻 6g，岗稔根 12g，地稔根 12g，益母草 15g，两面针 10g，炙甘草 5g。日 1 剂，水煎服。

2003 年 9 月 15 日二诊：患者诉服上方 3 天后血止，但头晕、体倦乏力、肢软、纳差等症仍在。继续给予举元煎合理中汤加减治疗月余，月经恢复正常而愈。

按：本病例经期延长达 10 余天方净，且经色淡，质稀，伴头晕，体倦乏力，肢软，纳差等，辨证为气虚型无疑。举元煎具有升举阳气、益气摄取血的作用，方中柴胡、升麻升阳举陷；黄芪大补元气，与升、柴同用，有益气以摄血归经的作用；白术健脾益气；炙甘草健脾和中；岗稔根、地稔根收敛止血；气虚则血行迟滞，易凝滞成瘀，故用益母草以化瘀止血；加两面针疏肝理气，以防黄芪补气太过而气滞。全方虽药不多，但益气、止血、化瘀、理气均照顾得到，故用之效佳。

鸡血藤

鸡血藤为豆科植物密花豆的干燥藤茎，别名血风藤、马鹿藤、紫梗藤等，始载于《本草纲目拾遗》，分布于广西、云南、广东、贵州、福建。本药主产于广西，以广西产者为道地药材，在广西主要分布于宁明、龙州、南宁、金秀等地。鸡血藤具有补血活血、通经活络的功效，临床多用于治疗月经不调、血虚萎黄、麻木瘫痪、风湿痹痛等症，鸡血藤中主要含有黄酮类、酚类、三萜及甾醇等类化合物。陈慧侬教授善用鸡血藤治疗多种妇科病。

1. 不孕症

吴某，女，26岁，2003年6月6日初诊。

主诉：结婚6年未避孕未怀孕。

现病史：患者自诉6年前结婚，婚后夫妇同居，未避孕，至今未孕，平时无不适。曾院外就诊并行相关检查，子宫输卵管碘油造影显示：右侧输卵管通而不畅，其余检查无异常。B超检查提示：未见成熟卵泡发育。男方查精液常规正常。院外给予克罗米芬胶囊口服3个月，未效，今慕名而来就诊。患者月经14岁初潮，自初潮起月经不规则，常40～50天一潮，行经4～5天干净，量中等，经色暗红，中等量血块，行经时自觉腰酸不适，小腹隐痛。末次月经2003年3月30日，孕0产0，舌质淡，苔薄白，脉沉涩。妇科检查：外阴发育正常，阴道通畅，分泌物量中色白，无臭味，宫颈光滑，子宫前位，正常大小，双侧附件未及包块，无压痛。尿HCG（－）。

诊断：原发性不孕症（肾虚血瘀型）。

治法：补肾化瘀，调经助孕。

处方：鹿角胶10g（烊化），菟丝子12g，杜仲10g，巴戟天12g，桃仁12g，丹参20g，鹿角霜12g，鸡血藤12g，益母草12g。日1剂，水煎服。

连服7天后月经来潮，量中等，5天干净。经后复诊，在前方基础上去桃仁、丹参，加紫河车10g、黄精10g以滋肾填精，排卵期及经后期则守上方治疗。连续 6 个月后，患者告知已怀孕 50 天。

按："肾系胞""肾主生殖"，可见妊娠与肾的盛虚密切相关。患者月经后期，平时自觉腰酸不适，肾虚明显；结合西医学检查，右侧输卵管通而不畅，从中医角度来说即冲任有瘀阻；再加小腹隐痛、脉涩，更是肾虚夹瘀之候，补肾化瘀、调经助孕是其治疗大法。方中鹿角胶（烊化）、菟丝子、杜仲、巴戟天、鹿角霜温补肾阳，桃仁、丹参、鸡血藤、益母草养血活血通经。本方补中有通，通中寓补，切中病机，故服之月经来潮。经后期血海空虚，理应以滋补为主，故去桃仁、丹参，加紫河车、黄精以滋肾填精，使肾精得养，精卵得生，故能助孕。

2. 经行身痛

李某，女，22 岁，2004 年 5 月 11 日初诊。

主诉：经行四肢疼痛麻木伴月经量少 3 个月。

现病史：患者自诉于 3 个月前无明显诱因出现经行四肢疼痛麻木，肢体软弱无力，症状阵发性加重。并见月经量逐渐减少，每次行经 3 天干净，色暗淡，质稀无块，每天仅用 1 张护垫即可。月经周期尚正常，平素纳差，便溏，唇淡，舌质淡，苔薄白，脉沉细无力。既往无慢性关节炎病史。

诊断：①经行身痛（血虚型）；②月经过少（血虚型）。

治法：养血益气。

处方：鸡血藤 30g，黄芪 30g，当归 20g，白芍 30g，山茱萸 10g。日 1 剂，水煎服。

219

服 3 剂后症状减轻，服 5 剂后症状完全消失。继续服药 1 个月，月经恢复正常。

按：每于经行前后或正值经期出现以身体疼痛为主症者，称"经行身痛"。本病发生的原因主要是素体正气不足，营卫失调，筋脉失养，或因宿有寒湿留滞，经行时则乘虚而发。临床常见血虚、血瘀两个证型。本例患者经行时四肢疼痛麻木，结合月经情况及全身症状，诊为血虚型经行身痛和月经过少无疑。方中鸡血藤、当归养血活血；白芍、山茱萸养肝滋肾，使血海盈满；黄芪补气以助血行。本方药虽不多，但药证相符，故取效甚捷。

3. 月经不调

病例 1：王某，女，31，已婚，2005 年 1 月 6 日初诊。

主诉：月经紊乱半年。

现病史：患者自诉半年来月经明显紊乱，15 ～ 45 天一潮，量时多时少，行经 7 天干净，经色暗红，有块，行经时伴胸胁乳房胀痛。患者患抑郁性精神病 3 年，曾服用各种抗抑郁药物，未见明显疗效。现情绪低落，对生活无兴趣，烦躁，两胁作痛，头昏，神疲少食，口燥咽干，早醒，舌质淡，有瘀点，苔白，脉弦涩。末次月经 2004 年 12 月 17 日。

诊断：月经先后无定期（肝郁血虚夹瘀型）。

处方：鸡血藤 30g，当归 12g，柴胡 15g，茯苓 12g，白芍 12g，薄荷 6g，远志 10g，炙甘草 6g。水煎服，分早晚两次服，每日 1 剂。

2005 年 1 月 13 日二诊：服药 1 周后月经来潮，量中

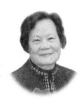

等，在上方基础上去薄荷，柴胡改 6g，加山茱萸 10g、菟丝子 10g、枸杞子 10g。连续服药 1 个月，月经周期正常。

　　按：方中鸡血藤、当归合用，补血行血；柴胡疏肝解郁，配以白芍养血补肝，补肝体而助肝为用，配伍入脾之茯苓、白术为辅，以达补中理脾之用；远志安神定志除烦，再加入少许薄荷、生姜为佐，助本方之疏散条达功效；甘草健脾调和诸药。本方使肝郁得解，血虚得养，脾虚得补，瘀滞以行，故患者服药后精神症状明显改善，月经周期正常。

　　病例 2：孙某，女，已婚，38 岁，2004 年 7 月 28 日初诊。

　　主诉：月经停闭近 1 年。

　　现病史：患者自诉 1 年前因患精神分裂症服用抗精神病药，精神症状得以控制，但出现月经停闭不行。就诊时已将近 1 年未行经，无腹痛、腰酸等症，问诊时言语内容贫乏，言语偶有无序，面色苍白，纳少倦怠，舌淡苔白，脉沉细无力。妇科检查：外阴正常，阴道通畅，分泌物少，色白，宫颈光滑，子宫前位，略小，无压痛，双附件未及包块，无压痛。

　　诊断：闭经（心脾两虚型）。

　　治法：益气健脾，养心安神。

　　处方：鸡血藤 30g，当归 12g，炙黄芪 20g，党参 12g，白术 12g，茯神 30g，龙眼肉 30g，酸枣仁 30g，木香 10g，远志 10g，大枣 6g，生姜 6g。水煎分早晚两次服，每日 1 剂。

　　服 7 剂后，已见月经，量少，色淡，饮食佳，精神状态良好。

按：月经不调在神志病中很常见，一是由于疾病本身所致，二是由西药所致的药物不良反应。在《本草纲目拾遗》中对鸡血藤有这样的描述："壮筋骨，已酸痛，和酒服……治老人气血虚弱，手足麻木瘫痪等症。男子虚损，不能生育，及遗精白浊……妇女经血不调，赤白带下。妇女干血劳，及子宫虚冷不受胎。"临床中，在辨证的基础上重用鸡血藤，有精神症状伴月经不调的患者大多能得到改善。

蛤　蚧

蛤蚧，别名蛤蟹、仙蟾，为壁虎科动物蛤蚧除去内脏的干燥体，是雌雄二者的总称。蛤蚧味咸，性平微温，归肺、肾经，具有助肾阳、益精血、补肺气、定喘嗽之功效，既能增强肌体活力，补充身体亏损，又能增强人体抗病能力，去除致病因素。《海药本草》载其"主肺痿上气，咯血咳嗽"；《本草备要》称其"补肺润肾，益精助阳。治渴通淋，定喘止嗽，肺痿咯血，气虚血竭者宜之"。近代用以治疗虚痨久咳、肺痿喘促、咯血、消渴、阳痿、小便频数余沥等病。临床使用时既可单味服用，亦可入丸散。

目前，蛤蚧的应用范围日渐扩大，不仅广泛应用于内科，陈慧侬教授也常用来治疗某些妇科疾病，尤其是久病虚弱、年老体衰、肾气不足者。

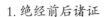

1. 绝经前后诸证

张某，49 岁，已婚，2003 年 6 月 7 日初诊。

主诉：潮热、汗出伴头晕头痛 1 年，阴道流血 20 余天。

现病史：患者自诉 1 年来经常头晕头痛，心烦易怒，肢软乏力，身热汗出，月经不规则。末次月经于当年 5 月 11 日来潮，量多，色红，至今未净。诊见：心情烦躁，周身乏力，睡眠差，舌质暗，苔薄白，脉细。

诊断：绝经前后诸证（肝肾亏虚型）。

治法：调养肝肾，佐以疏肝化痰。

处方：千斤拔饮。

蛤蚧末 5g（冲服），千斤拔 30g，玫瑰花 15g，糯稻根 30g。日 1 剂，水煎服。

2003 年 6 月 14 日二诊：服上方 3 剂后阴道出血干净，7 剂后情绪明显好转，继服上方，以资巩固。

按：关于绝经前后诸证的病机，传统观点以肾虚立论。《素问·上古天真论》云："七七，任脉虚，太冲脉衰少，天癸竭，地道不通，故形坏而无子也。"妇女到绝经前后，肾气渐衰，冲任二脉亏虚，天癸渐竭，因此本病以肾虚为主。而肾为五脏六腑之本，内藏元阴元阳，肾阴阳平衡失调常涉及其他脏腑，如心、肝、脾，尤其以心、肝两脏更为多见。所以，中医治疗本病是在调补肾阴阳平衡的前提下，兼顾其他脏腑。方中的蛤蚧、千斤拔是广西盛产的壮药，具有滋养肝肾的作用；玫瑰花性温，味甘、微苦，能理气散瘀，和血养血，镇静安神；糯稻根能补中气，收敛止汗。

诸药合用，能起到调养肝肾，佐以疏肝化瘀的功效。现代相关研究表明，蛤蚧能显著降低鼠血中雌二醇浓度，因而认为蛤蚧对鼠下丘脑－垂体－性腺轴功能有明显的改善作用。日本学者曾对千斤拔的提取物进行雌激素活性指导分离，从中分离得到几个活性类黄酮化合物，其中8－（1，1二甲烯丙基）－染料木黄酮活性最强，连续给药14天对卵巢切除大鼠的子宫具有明显的增重作用。药理研究表明玫瑰花具有耐缺氧、抗疲劳、增强免疫的功能，可提高机体对缺氧的耐受力。本例的治疗结果也显示，千斤拔饮能明显改善更年期患者的临床症状。

2. 闭经

李某，18岁，未婚，2003年7月8日初诊。

主诉：经期延后1年余，停经2月余。

现病史：患者14岁初潮，初潮后月经尚正常，近1年多来月经逐渐延后，先由2～3个月一潮发展到半年未至。2003年4月22日服用黄体酮后月经来潮，但量少，色红。现月经已两月未潮。B超提示：子宫小，余未见异常。症见腰痛，小腹痛，乏力，多梦，白带多，纳差，形体消瘦，舌淡红，苔薄白，脉沉细。

诊断：闭经（肾精亏虚型）。

治法：补肾填精。

处方：当归20g，熟地黄20g，仙茅10g，淫羊藿10g，白术15g，鸡血藤15g，菟丝子15g，茯苓12g，香附12g，蛤蚧末4g(分两次冲服)。30剂水煎服，分两次服，日1剂。

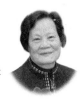

　　2003 年 8 月 21 日二诊：服药后，月经于 7 月 15 日来潮，经行 5 天，量多，色红，有较多血块，继服上方。

　　2003 年 9 月 22 日三诊：此次月经于 9 月 16 日来潮，经行 5 天，色红，量中，带下正常，苔薄，脉细。继服上方加枸杞子 15g，其后继续调治半年，以资巩固。

　　按：对于闭经的治疗原则，陈慧侬教授认为应遵循"虚者补而通之，实者泻而通之"的原则，虚实夹杂者当补中有通、攻中有养，切不可不分虚实概以活血理气通之。特别是虚者因血海空虚、源断无血可泻，若一概泻而通之必会伤及脏腑、气血、经络，适得其反。只有通过补益之法，使气血恢复，脏腑平衡，血海充盛，则经自行。若因病而致经闭，又当先治原发疾病，待病愈则经可复行；若经仍未复潮者，再辨证治之。同时需注意用药时不可过用辛温香燥之品，因为辛温香燥之药有劫津伤阴之弊，即使应用也须配以养血和阴之品，使气顺血和，则病自愈。用补药应使其补而不腻，应补中有行，以利气血化生。陈慧侬教授特别指出治疗闭经的目的不是单纯使月经来潮，见经行即停药，而是恢复或建立规律性月经周期，或使患者正常连续自主有排卵。一般应以 3 个正常月经周期为标准。

　　本例患者的闭经乃先天肾气不足所致，治疗只能以滋养为主，稍佐通利，方中熟地黄、仙茅、淫羊藿、菟丝子、蛤蚧能温肾滋肾，体现阴中求阳、阳中求阴的治疗法则；当归、鸡血藤能养血又能活血能经；香附疏肝利气而通经。全方滋而不腻，温而不燥，补而不滞，通而不散，故能收到较好的疗效。

年　谱

1940年2月，出生于广东省南海市（现佛山市南海区）。

1963年7月，于广西中医学院（现广西中医药大学）本科毕业，并留校任教，开始从事教学、科研和临床工作。

1963～1965年，间断跟随国医大师班秀文教授从事临床医疗工作。

1967～1969年，3次下乡到广西平乐县、邕宁县、武鸣县进行流脑防治、妇女病普查及子宫脱垂的治疗，并调查4000余育龄妇女"季经""滑胎"的发病率。

1970年3月～9月，在广西南宁市第一人民医院妇产科进修西医妇产科。

1971年初，参加由国医大师班秀文教授、唐以谦教授主编的中医妇科教材，编写其中部分章节，如带下病、产后病及部分月经病。该教材为广西中医学院第一本自己编写、自己使用的教材，既有一定的深度，又具有地方特色。

1971～1978年，参加71～76级工农兵大学生专业教学，其中一半以上时间到各基层医院开门办学。

1979年2月，参加全国第一届中医妇科师资提高班学习，结识全国中医妇科界精英，聆听全国中医妇科名人的知识讲座。

1979年8月～1980后2月，脱产参加英语提高班学习半年，主要学习钱歌川的《翻译技巧》。

1979年下半年，撰写《人流术后合并症中医辨证治疗》一文刊登于《浙江中医杂志》，并收录于浙江省乡村医生的教材。该文是陈慧侬教授刊于中心报刊的第一篇文章，由于文章有特色和一定的先进性，实用性好，被评为当年浙江省中医优秀论文。

1980～1986年，参加"葡萄胎病因探讨"课题的流行病学、社会调查和实验室细胞研究工作。作为主要参加者3次参加社会调查，调查18000余生育年龄妇女，发现有家族癌症史的女性葡萄胎发生率较高。经第二阶段细胞遗传学研究，对患者及其丈夫体细胞G显带染色体初步观察，发现一种与对照组不同的异常细胞低比例嵌合现象，据此提出本病有遗传型和非遗传型之分的可能性及"亚临床嵌合体"新概念。此观察研究为葡萄胎的发病因素与染色体畸形方面的进一步研究提供基础。

1984年11月，中华中医药学会广西分会妇（儿）科专业委员会组建成立，任副主任委员、广西中医学会理事。

1985～1996年，发表30余篇论文，介绍从医经验和对各种妇科病治疗方法的研究和探讨，对中医妇科的发展有一定的作用。

1986年～1991年，独立撰写了《南方医话》中《产后发热天然"白虎"显奇功》等4篇文章。

1987年，任中华中医药学会广西分会妇（儿）科专业委员会主任委员及中南片组长。

1988年9月，出席第四届世界妊娠滋养叶细胞肿瘤学会议，并在大会发言。此发言被中华人民共和国国家科学技术委员会于1989年作为科学技术研究成果给予公报。

1989年，赴新加坡讲学。

1989年～1991年，参编《实用中医学》（广西科学技术出版社）、《乡村医生医学考试指南》、《乡村医生中西医

229

考试题解》。

1989 年～1992 年，参编《中医妇科历代医籍汇编》。

1990 年 10 月，撰写论文《蛇对提高肌体免疫力恶葡治疗的探讨》，得到第五届世界妊娠滋养细胞疾病学术会议的邀请，并做大会发言。

1991 年，成功主持第二届中华中医药学会中南片中医妇科学术交流会。

1992 年 10 月，撰写《滋养叶疾病的一种中药有效辅助疗法》，力图用中药来改变葡萄胎中的嵌合现象，得到第六届世界妊娠滋养细胞疾病学术会议的邀请，并做大会发言。

1992 年，于广西民族出版社出版《女性奇病自疗妙方三百首》。

1997 年，被聘为广西中医学院硕士研究生导师。

1997 年至今，任广西中医妇科学会顾问委员。

2002 年，获国家卫生部（现国家卫生健康委员会）、劳动人事部授予的"第三批全国老中医专家学术经验继承工作指导老师"称号。

2003 年，正式收下韦丽君和罗纳新两人为学术继承人，继续为中医事业传递薪火。

2005 年，于广西民族出版社出版《女性康体自疗妙方》。

2009 年，参与编写由中国中医药出版社出版的《全国名医介绍与学术观点》中班秀文教授部分。

2010 年 6 月，与弟子韦丽君、罗纳新等 5 人共同编著《妇科盆腔疼痛症的中医诊治》。

2010 年 8 月至今，虽然已办理退休手续，但依然精力充沛，每周一到周六上午都坚持出诊，节假日从不停诊，寒暑不辍，风雨无阻。

2011年，获广西壮族自治区劳动厅和卫生厅授予的"桂派中医大师"荣誉称号。

2016年，荣获广西中医药大学"40年教学楷模"荣誉称号。

2017年，荣获首届"全国名中医"称号。

2018年3月，与弟子李卫红共同主编《全国名老中医陈慧侬教授妇科医案集》。

2018年，荣获国家卫生部授予的"第六批全国老中医专家学术经验继承指导老师"称号。

2019年3月，与弟子李卫红共同主编《全国名老中医陈慧侬教授治疗不孕症经验集》。

2019年，任岭南中医妇科派学术顾问。